T0369906

# El talento del cerebro

## 10 lecciones fáciles de neurociencia

Michela Matteoli

# El talento del cerebro

## 10 lecciones fáciles de neurociencia

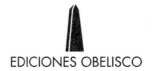

EDICIONES OBELISCO

Si este libro le ha interesado y desea que le mantengamos informado de
nuestras publicaciones, escríbanos indicándonos qué temas son de su interés
(Astrología, Autoayuda, Psicología, Artes Marciales, Naturismo,
Espiritualidad, Tradición…) y gustosamente le complaceremos.

Puede consultar nuestro catálogo en www.edicionesobelisco.com

Colección Salud y Vida natural
EL TALENTO DEL CEREBRO
*Michela Matteoli*

1.ª edición: noviembre de 2024

Título original: *Il talento del cervello*
Traducción: *Manuel Manzano*
Corrección: *M.ª Jesús Rodríguez*
Diseño de cubierta: *Enrique Iborra*

© 2022, Sonzogno di Marsilio Editore® s.p.a., Venecia, Italia
En la edición original este libro forma parte de la colección
*Scienze per la Vita,* creada y dirigida por Eliana Leotta
(Reservados todos los derechos)
© 2024, Ediciones Obelisco, S. L.
(Reservados los derechos para la presente edición)

Edita: Ediciones Obelisco, S. L.
Collita, 23-25. Pol. Ind. Molí de la Bastida
08191 Rubí - Barcelona - España
Tel. 93 309 85 25 - Fax 93 309 85 23
E-mail: info@edicionesobelisco.com

ISBN: 978-84-1172-194-3
DL B 15211-2024

*Printed in Spain*

Impreso en España en los talleres gráficos de Romanyà/Valls S. A.
Verdaguer, 1 - 08786 Capellades (Barcelona)

Reservados todos los derechos. Ninguna parte de esta publicación, incluido
el diseño de la cubierta, puede ser reproducida, almacenada, transmitida o utilizada
en manera alguna por ningún medio, ya sea electrónico, químico, mecánico, óptico,
de grabación o electrográfico, sin el previo consentimiento por escrito del editor.
Diríjase a CEDRO (Centro Español de Derechos Reprográficos, www.cedro.org)
si necesita fotocopiar o escanear algún fragmento de esta obra.

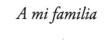

*A mi familia*

*Originalmente el cerebro humano*
*es como un ático vacío*
*que uno debe llenar*
*con los muebles que prefiera.*

ARTHUR CONAN DOYLE

# I

# EL CEREBRO GENIAL

Del cerebro a menudo se habla en relación con los pensamientos que pasan por él y que nos empujan a amar, estudiar, interesarnos por el mundo y dar origen a todas aquellas acciones que hacen la vida bella y fea. Hay abundante discusión y escritura sobre deseos, sentimientos o debilidades según una perspectiva que considero única, también porque conduce a zonas extraordinariamente cercanas a la especulación filosófica y artística. Pero, como dice mi amiga Eliana Liotta, que me convenció para escribir este libro, no creo que sea menos fascinante intentar descubrir cómo es posible que las *Variaciones Goldberg* de Bach surgieran de una aglomeración de células encerradas en una caja de huesos. Y cómo sucede que los productos de la mente luego vuelven a convertirse en materia, y modifican estructuralmente los contactos entre las neuronas y las redes que las neuronas forman.

A su vez, el cerebro influye en la salud del cuerpo de manera continua y circular.

La visión que separa la bioquímica de las ideas, la lógica de las emociones, el individuo de la sociedad, la cabeza del resto, está anticuada. No tiene en cuenta ni la expansión de la neurociencia, que ha podido utilizar la resonancia magnética funcional y otras técnicas de imagen cerebral para controlar el funcionamiento de áreas del cerebro, ni los estudios interdisciplinarios sobre la relación entre el sistema nervioso central, el sistema inmunitario y también la microbiota, la interminable comunidad de microorganismos con la que convivimos.

Estas páginas pretenden ser un viaje humilde, basado en un trabajo de investigación, para llegar al concepto de que el cerebro es un órgano del cuerpo, el príncipe de los órganos, un órgano que piensa pero que sigue siendo parte de un todo, conectado a las manos, al vientre, a las piernas. Hablamos de conexión cerebro-cuerpo, una conexión que es mucho más importante de lo que solemos imaginar: el cuerpo interviene en los procesos cognitivos.

El cerebro no vuela por sí solo: el entorno externo, las moléculas inflamatorias de nuestra sangre o las bacterias del intestino lo moldean y modifican, y el cerebro responde, en voz baja o en voz alta. Pero siempre responde.

Su mayor debilidad es la inflamación crónica, al igual que lo es para el resto del cuerpo. Su punto fuerte es, en cambio, la plasticidad, es decir, su capacidad para adaptarse a las señales que provienen del cuerpo o que llegan del exterior. Éste es un talento único y, por esa razón, el cerebro puede evolucionar a lo largo de la vida; puede expandirse, literalmente, y construir nuevas conexiones entre neuronas. Motivo por el que es capaz de envejecer menos que otros órganos, si no dejamos de utilizarlo, y es capaz de autorrepararse: el conocimiento que acumulamos con el tiempo compensa el deterioro que podría producirse paulatinamente con la edad.

## El objeto más complejo del universo conocido

Estudio las sinapsis, es decir, los sitios donde se produce la transferencia de información dentro del cerebro. Representan el núcleo, el centro de mando. Aquí es donde tienen lugar los procesos de plasticidad que son la base estructural de funciones superiores, como el aprendizaje y la memoria.

El cerebro es plástico porque puede cambiarse a sí mismo. Tiene la increíble capacidad de modificar sus sinapsis y circuitos, tanto en el ámbito estructural como en el funcional, para aprender y recordar, fundamentándose en la experiencia, pero también para reparar daños cerebrales.

Todo esto sucede en el interior del cerebro, que en un adulto representa apenas el 2 % del peso corporal, alrededor de un kilo y medio. Pero el número de células que lo componen es exorbitante, unos 200 mil millones, comparable al de las estrellas de la Vía Láctea. Emily Dickinson dijo: «El cerebro es más ancho que el cielo / porque −pónganlos uno al lado del otro− / uno contendrá al otro / con facilidad».

Contradictorio, poético, riguroso, sorprendente, dotado de la inagotable capacidad de inventar ideas e imaginar mundos, el cerebro humano es el objeto más complejo del universo conocido.

# Mitad neuronas y mitad glía

Nuestra inteligencia es el objetivo de un viaje biológico de cientos de millones de años de duración. Dentro de las capas del cerebro podríamos leer toda la historia del reino animal, con un sistema nervioso que poco a poco se vuelve más articulado y multifacético desde los invertebrados hasta los primates y el *Homo sapiens*.

Hoy sabemos que aproximadamente la mitad de las células cerebrales están representadas por neuronas, 100 mil millones de neuronas que pueblan nuestro cerebro, conectadas entre sí, que transmiten información a través de señales eléctricas, y esto de alguna manera controla nuestra capacidad de realizar acciones, de interactuar con el entorno que nos rodea, para tomar decisiones, para emocionarnos, enamorarnos y aprender. La otra mitad está formada por células que pasaron bastante desapercibidas durante un largo período, pero que desde hace algún tiempo se han convertido en objeto de curiosidad para nosotros los investigadores: las células gliales, que también tendrían la tarea de instruir a las neuronas y hacerlas funcionar correctamente.

Las neuronas tienen una capacidad especial: transducir señales químicas en señales eléctricas y viceversa. Los estudiantes de las escuelas, cuando lo descubren,[1] se quedan fascinados por el hecho de que la señal eléctrica puede pasar de una neurona a otra, aunque sean dos células sepa-

---

1.  Participé en las loables iniciativas promovidas por Zanichelli, «La ciencia en la escuela», también a cargo de la Fundación Umberto Veronesi.

radas. Lo consigue, explico, porque existe una estructura específica llamada «sinapsis», del verbo griego *synápto*, 'unirse'. En esta estructura se asocian una porción de la neurona que transmite la información y una porción de la que recibe la información. La sinapsis permite que las neuronas trabajen juntas.

La neurona por la que circula la señal eléctrica, la neurona transmisora, libera una señal química a la neurona receptora, que escucha a este mensajero a través de receptores ubicados en la membrana celular, y envía otra señal eléctrica, y así sucesivamente. Las señales químicas son transmitidas por sustancias llamadas «neurotransmisores», algunas de las cuales han entrado en el vocabulario común, como la serotonina, protagonista en la regulación del estado de ánimo, o la dopamina, implicada en el sistema de recompensa.

Cada neurona está formada por un cuerpo celular y dos tipos de ramas: las dendritas, que son fibras ramificadas, similares a las ramas de un árbol, y los axones, unos cables largos y delgados.

Por lo general, los impulsos eléctricos viajan en una sola dirección, gracias a los rápidos cambios de carga eléctrica entre el interior y el exterior de la membrana celular (potencial de acción): las señales eléctricas son captadas por las dendritas, transportadas al axón y propagadas hasta el punto de contacto entre las células, las sinapsis.

Las sinapsis pueden ser excitadoras o inhibidoras, dependiendo de si facilitan o inhiben el paso de la señal. Funcionan como semáforos, rojos y verdes, en la inmensa red de autopistas por las que circulan continuamente impulsos eléctricos como los coches.

La capacidad de las células nerviosas para interactuar es increíble. De media, cada una se comunica directamente con otras 1000 neuronas, por lo que se puede estimar que existen al menos 100 000 billones de contactos en el cerebro.

Las conexiones son capaces de procesar estímulos muy complejos en una décima de segundo, aprovechando una masa de información al menos 50 000 veces mayor que la almacenada en la Biblioteca Británica, una de las bibliotecas más grandes del mundo.

El descubrimiento de las neuronas se remonta a dos siglos atrás, la visión microscópica del cerebro es una adquisición relativamente reciente. A mediados del siglo XIX, los científicos habían comprendido que los tejidos de todos los seres vivos estaban formados por pequeñas unidades llamadas «células», palabra acuñada en el siglo XVII por el biólogo inglés Robert Hooke. Sin embargo, parecía que el cerebro era una excepción, que estaba formado por una especie de tejido sin costuras y que, a diferencia del corazón, el hígado o los pulmones, no podía dividirse en pequeñas partes diferenciadas.

En 1873, Camillo Golgi, entonces joven médico jefe de la Pia Casa degli Incurabili de Abbiategrasso, un hospicio para enfermos crónicos, dio un importante paso adelante en el estudio del cerebro. Si bien el contexto no era propicio para las actividades de investigación, el médico no desistió. Allí, en un pequeño laboratorio improvisado, intentó endurecer algunas partes del cerebro con dicromato de potasio y luego sumergirlas en nitrato de plata.

El resultado fue que algunas células quedaron coloreadas de negro, destacando sobre un fondo amarillo brillante. De esta manera, se pudo apreciar la forma de las células cerebrales con contornos precisos y definidos y con todas sus ramificaciones. Es como si de un bosque considerado inextricable hubiéramos, finalmente, logrado aislar cada árbol con todas sus ramas.

Sin embargo, Golgi siguió creyendo que el tejido cerebral estaba compuesto de neuronas fusionadas para formar una red compacta. Se equivocó, y el histopatólogo español Santiago Ramón y Cajal lo corrigió unos años después. Conociendo el experimento de Golgi, lo mejoró y lo aplicó a muchos tipos de tejido nervioso, realizando luego bocetos detallados de lo que había observado bajo el microscopio.

En octubre de 1889, en Berlín, el científico presentó sus estudios durante el congreso de la Sociedad Anatómica Alemana y propuso la doctrina de las neuronas, según la cual las células nerviosas no son un todo continuo, sino que presentan pequeñas discontinuidades entre unas y otras. Un par de años más tarde, su investigación fue resumida por Wilhelm Waldeyer-Hartz, quien llamó a las células del sistema nervioso «neuronas». Cada vez que miro por un microscopio y observo secciones del cerebro, me sorprende su belleza y su extraordinaria diversidad, incomparable a las células de cualquier otro órgano. En primer lugar, tienen varias dimensiones. Las neuronas más pequeñas tienen un diámetro de sólo 4 micras (una micra corresponde a una milésima de milímetro), mientras que las más grandes pueden alcanzar las 100 micras. Y luego las formas. Algunas se parecen a helechos y corales, como las células de Purkinje, que a menudo lucen muchas extensiones ramificadas, como una gorgonia. Otras, sin embargo, parecen más bien una maraña desordenada de malas hierbas, y otras son redondeadas, casi como fuegos artificiales justo en el momento de estallar.

Los ritmos de su activación eléctrica también varían: mientras ciertos grupos permanecen mayoritariamente en silencio, con un estallido ocasional de actividad, varias neuronas están continuamente activas. Es obvio que existen diferentes funciones: las neuronas sensoriales recopilan información de los órganos de los sentidos, como los ojos, la nariz y la piel, mientras que las neuronas motoras transportan señales a los músculos.

Y luego hay otro tipo de neuronas, con funciones particulares, que fascinan mucho a los neurocientíficos. Son las neuronas espejo, descubiertas entre los años 1980 y 1990 por Giacomo Rizzolatti y sus colaboradores en la Universidad de Parma.

Estas neuronas están situadas en la corteza motora, el área del cerebro que controla los movimientos, y se activan cuando realizamos una acción, como coger una taza. Pero lo increíble es que también se activan cuando observamos a otra persona realizando la misma acción. Es la forma que tiene nuestro cerebro de entender lo que está haciendo la otra persona. No es sorprendente que las neuronas espejo fueran rápidamente apodadas las «neuronas de la empatía».

Y, de hecho, además de las acciones de movimiento, responden a las reacciones emocionales de otro individuo, como la sonrisa o el gesto de disgusto.

«Es un mecanismo biológico que nos hace sociales, que nos lleva a considerar a los demás como a nosotros mismos», escribe Rizzolatti[2] sobre estas neuronas especiales, sin las cuales probablemente estaríamos ciegos ante las intenciones y emociones de los demás.

Sin embargo, empatía no significa hacer el bien. La empatía, como dice Rizzolatti, es una «experiencia conjunta». Tú y yo estamos en el mismo estado: tú tienes dolor y yo tengo dolor, tú eres feliz y yo soy feliz contigo. Pero también es: «Te miro y así aprendo». Y, de hecho, el descubrimiento de que las neuronas espejo están implicadas en el aprendizaje motor ha llevado al desarrollo de un nuevo enfoque en el campo de la rehabilitación, denominado «tratamiento de observación de la acción»: observar a alguien realizar una acción facilita la realización de la misma acción y el proceso de la rehabilitación.

## Esos astrocitos en la cabeza de Einstein

Las células gliales, la otra parte de las células nerviosas, tienen una historia que comienza a mediados del siglo XIX, cuando fueron descubiertas por un grupo de científicos entre los que se encontraban Rudolf Virchow, Theodor Schwann y Robert Remak. Fue Wirchow quien acuñó el término «neuroglía» en su texto *Cellular Pathology*, del griego antiguo *glia*, 'pegamento', 'aglutinador'. Otros estudiosos, al observar las células con más atención, se fijaron en que parecían carecer de axones, la típica cola de las neuronas. Fue Michael von Lenhossek quien introdujo el

---

2.   El libro de Giacomo Rizzolatti se titula *In mi specchio* (Rizzoli 2016), también firmado por Antonio Gnoli.

término «astrocitos» a finales del siglo XIX. Unas décadas más tarde, Pío Del Río Hortega identificaría las células microgliales.

Si bien plantearon diversas hipótesis sobre las posibles funciones de los astrocitos, los científicos del siglo pasado coincidían en que se trata de células pasivas, una especie de mayoría silenciosa. Sólo en las décadas de 1980 y 1990 varios experimentos pusieron de relieve que las células gliales, en realidad, participan de manera activa en la comunicación con las neuronas, y que envían y reciben señales y contribuyen a numerosos procesos en el cerebro. Podemos imaginar a los astrocitos como ayudantes y enfermeros de las neuronas.

Los astrocitos, que como su nombre indica tienen forma de estrella, utilizan transportadores especializados, situados en sus numerosas ramificaciones, para eliminar los neurotransmisores que ya no son necesarios, y así evitan una sobreestimulación excesiva de la neurona y regulan la comunicación neuronal.

Es curioso lo que observaron algunos expertos tras cuantificar el número de astrocitos en varios cerebros. Por ejemplo, en los años treinta, el neurólogo húngaro Ladislas Meduna observó que las personas que padecían epilepsia tenían un número inusualmente alto de astrocitos. Por el contrario, los que padecían esquizofrenia tenían muy pocos.

Cincuenta años después, Marian Diamond (neurocientífica de la Universidad de California) descubrió que, aunque el número de neuronas y el tamaño del cerebro de Albert Einstein eran normales, el número de astrocitos era muy alto.

Entre las células gliales, también se encuentran los oligodendrocitos y las células de Schwann que, como pulpos con largos tentáculos, envuelven los axones en una capa blanca llamada «mielina».

Para dar una idea de la importancia de esta vaina, que sirve para acelerar la transmisión de información, se ha calculado que las fibras mielinizadas conducen la señal a una velocidad aproximada de 100 metros por segundo, mientras que las que no tienen mielina la transportan a una velocidad de un metro por segundo.

## Las *células microgliales:* centinelas y carroñeras

He dejado para el final las células gliales más pequeñas, las microgliales, sobre las que se han realizado muchas investigaciones en los últimos años. Aunque constituyen sólo entre el 7 y el 10 % de todas las células cerebrales, son fundamentales para mantener el cerebro limpio y saludable.

Las células microgliales, también llamadas colectivamente «microglía», son responsables de la primera y principal defensa inmune del sistema nervioso central. Están llenas de ramificaciones que se mueven constantemente y que analizan las distintas zonas como si fueran centinelas.

Cuando el cerebro sufre un trauma o una lesión, estas células se activan, cambian de forma, retraen sus ramificaciones, comienzan a moverse, a viajar para intentar resolver el daño. No sólo eso, sino que también tienen otras tareas. Eliminan los subproductos que se derivan de la producción de energía, los infames radicales libres, eliminan neuronas que no se comunican correctamente entre sí y sinapsis que no funcionan correctamente, y ayudan a eliminar proteínas anormales. Las microglías realizan una labor que en todas las demás partes del cuerpo realizan las células del sistema inmunitario, que no llegan al cerebro, o al menos no en cantidades significativas (luego leerás que, en realidad, en determinadas condiciones, las células inmunes logran entrar incluso en el cerebro). Precisamente porque el cerebro es un órgano noble, está protegido por una barrera, llamada «barrera hematoencefálica», una pared de células densamente empaquetadas que impide la penetración de sustancias nocivas que circulan en la sangre. Los macrófagos, las células carroñeras del sistema inmunitario, también están parcialmente bloqueadas.

Pero el cerebro no está indefenso frente a los virus o las toxinas que logran infiltrarse. Las células microgliales, con sus brazos largos y dinámicos que se extienden en todas direcciones, inspeccionan de forma continua el entorno del cerebro en busca de señales que despierten la más mínima sospecha. Si todo está en calma, permanecen en reposo. Si sienten una amenaza, se activan y desencadenan el proceso de inflamación, que no es más que una reacción para eliminar al invasor o a las células en declive.

Cuando todo ha vuelto al orden y se ha realizado la limpieza, la microglía libera mensajes que calman la inflamación. De hecho, el fuego debe apagarse. Pero hay que tener cuidado, porque puede ocurrir que la microglía funcione mal y que provoque el incendio, pero no lo apague después. Esto crea una brasa continua, un fuego que no se puede apagar y que acaba provocando daños, que mata células sanas y deteriora la función de las sinapsis.

El fuego de la neuroinflamación que no se apaga juega un papel fundamental en el desarrollo de la enfermedad de Alzheimer, de la enfermedad de Parkinson, de la esclerosis lateral amiotrófica (ELA) e incluso de la ansiedad y de la depresión.

## La plasticidad, un talento extraordinario

Karl Popper escribió que la búsqueda no tiene fin. He concentrado mis intereses en el estudio del cerebro a partir de las sinaptopatías, es decir, las patologías de las sinapsis.

La sinapsis, el punto nodal que conecta dos neuronas, contiene proteínas que están codificadas por genes, segmentos de ADN que albergan el código de una proteína específica. De vez en cuando, sin embargo, puede suceder que haya algo en los genes que no funcione, por ejemplo, una mutación. Y en los últimos veinte años se ha visto que, en presencia de una mutación de un gen de la sinapsis, se puede desarrollar una sinaptopatía: la sinapsis ya no funciona correctamente, lo que provoca una enfermedad cerebral.

Las primeras sinaptopatías identificadas fueron algunas enfermedades del neurodesarrollo, como el autismo y la esquizofrenia. Posteriormente, la definición se amplió a otras patologías, como la enfermedad de Alzheimer, en la que la sinapsis parece ser la primera estructura afectada.

Sin embargo, no podemos ignorar un hecho importante. El autismo, la esquizofrenia y la enfermedad de Alzheimer son sólo parcialmente hereditarias. La mayoría es esporádica, es decir, se presenta en personas que no están claramente familiarizadas con la enfermedad. De hecho, sabemos que el medio ambiente puede contribuir a generar daños potenciales y provocar enfermedades, incluso en ausencia de mutaciones hereditarias.

Pero ¿qué es exactamente lo que puede ser perjudicial para el cerebro? Hace unos años decidí centrar mi investigación en esta cuestión y pensé en estudiar más detenidamente cómo las sinapsis y sus proteínas se ven afectadas por la inflamación. Para trabajar mejor, trasladé mis laboratorios al Hospital Universitario Humanitas, un lugar de excelencia para el estudio del sistema inmunitario.[3]

En los últimos años hemos comprendido que la inflamación puede atacar la sinapsis y modificar la expresión de algunas proteínas esenciales para su funcionamiento. Por tanto, el sistema inmunitario puede contribuir a provocar una sinaptopatía, hasta el punto de que hemos acuñado el término «inmunosinaptopatías» (un concepto también explorado en el campo de la esclerosis múltiple por el neurólogo Diego Centonze, de la Universidad de Roma Tor Vergata).[4] Los científicos ahora han comprendido lo crucial que es la inflamación en el cerebro. Es precisamente la inflamación, por ejemplo, la que une todas las formas de la enfermedad de Alzheimer, ya sean hereditarias o no. Ahí está el enemigo.

Se estima que en 2050 el número de personas que padecerán la enfermedad de Alzheimer se habrá triplicado: estamos hablando de más de 130 millones de casos. Un

---

3.  Desde 2005, el director científico del hospital universitario Humanitas de Rozzano (Milán) es el inmunólogo Alberto Mantovani.

4.  Yo acuñé el término «inmunosinaptopatías» junto con mis colegas Elisabetta Menna y Davide Pozzi.

número enorme, que nos asusta, porque quizá ninguna otra patología afecte tan profundamente al individuo, y socave tanto su esencia más íntima. El enfermo de alzhéimer ya no es capaz de reconocer a sus seres queridos, de recordar los bellos acontecimientos de su vida, ni siquiera es consciente de lo que sucede a su alrededor.

Por el momento no disponemos de medicamentos que curen enfermedades neurodegenerativas. Sólo tenemos medicamentos que tratan los síntomas, pero no pueden detener el daño a las sinapsis y la muerte de las neuronas. Entonces, ¿qué podemos hacer?

La primera tarea recae en nosotros, los investigadores, que debemos seguir trabajando en los laboratorios para intentar identificar los mecanismos moleculares subyacentes a esta y otras enfermedades neurodegenerativas, para que de este modo podamos desarrollar fármacos dirigidos a atacar y bloquear el proceso patológico.

La segunda tarea nos concierne a todos, como individuos. Podemos adoptar estrategias de prevención. Por extraño que parezca, no sólo las enfermedades cardiovasculares, la diabetes o la obesidad se pueden prevenir gracias al estilo de vida, porque los mismos hábitos que contrarrestan la aparición de las enfermedades cardíacas son capaces de frenar, si no de prevenir, la neurodegeneración.

Es evidente que no quiero decir que la prevención pueda resolver el problema de la neurodegeneración. Por desgracia, libramos una batalla desigual con la genética y una mutación hereditaria asociada a una enfermedad neurodegenerativa o una mutación *de novo*, es decir, que aparece por primera vez en nuestra estructura genética, dará lugar a un proceso neurodegenerativo durante un período de tiempo más o menos largo. Pero hoy sabemos que el entorno de nuestro cerebro juega un papel fundamental en todo ello. Sabemos, y hablaré del tema más extensamente en los próximos capítulos, que en presencia de la inflamación los procesos dañinos se establecen con mayor rapidez.

Hoy en día, los científicos están cada vez más convencidos de que existen interacciones complejas entre los genes y el medio ambiente y que esto, junto con el envejecimiento del sistema inmunitario, crea la tormenta perfecta, que a su vez permite el desarrollo y la progresión de la neurodegeneración. Por eso necesitamos trabajar en el entorno del cerebro. Y por ello una alimentación saludable es importante tanto para el cuerpo como para el cerebro. Si consumimos alimentos con alta capacidad antiinflamatoria, como algunas especias, o con acción antioxidante, como los arándanos y los frutos rojos en general, o con propiedades neuroprotectoras, como el pescado azul y las nueces, podemos reducir la carga inflamatoria del cerebro, con grandes beneficios.

La actividad física es ciertamente útil. Sabemos que el movimiento, si se realiza con regularidad, reduce la inflamación y aumenta la producción de un factor neurotrófico en el cerebro, BDNF (brain-derived neurotrophic factor), que facilita la creación de sinapsis y hace que los circuitos cerebrales sean más plásticos. Y mantener nuestro cerebro con entrenamiento es fundamental, porque así aumenta la formación de sinapsis y la plasticidad. Esto también forma lo que se llama «reserva cognitiva», un patrimonio de palabras y significados que se construye de manera gradual al instruirse, leer, estudiar, aprender una lengua extranjera o tocar un instrumento musical.

Llegados a este punto podríamos preguntarnos: ¿pero todo esto funciona? La respuesta es sí. En el Instituto de Neurociencia del CNR, que tengo el honor de dirigir, se ha desarrollado un programa de entrenamiento cerebral,[5] llamado *Train the Brain*, que ha demostrado ser eficaz para frenar la conversión desde el deterioro cognitivo leve hasta la enfermedad de Alzheimer en toda regla. La formación es amplia: incluye ejercicios motores, dietas, pero también un componente social, que supone un aporte muy notable. No es un milagro, pero representa un paso significativo para los tratamientos médicos y aprovecha el gran talento del cerebro: la plasticidad. Con el protocolo *Train the Brain* tenemos la posibilidad teórica de salvaguardar de la demencia el patrimonio cognitivo de las personas mayores. Te lo contaré en el capítulo III, mientras que en los demás profundizaré en los mecanismos de la neuroinflamación (capítulo II), los estudios sobre la medicina de género (capítulo X) y las seis estrategias que todos podemos adoptar, a cualquier edad, para fortalecer y proteger nuestra mente (del capítulo IV al capítulo IX).

## ¿La prevención?, antes de nacer

¿Cuándo empezar la prevención? Mejor no esperar hasta la mediana edad, cuando quizá ya olvides dónde estaban las llaves del coche o, peor aún, que utilizaste el co-

---

5. El programa Train the Brain se desarrolló en la sede de Pisa gracias a la intuición de Lamberto Maffei y luego fue continuado por sus alumnos Alessandro Sale y Nicoletta Berardi.

che. El consejo es empezar lo antes posible, dado que a una edad temprana el cerebro es más plástico.

La prevención puede incluso comenzar antes del nacimiento, considerando que lo que sucede durante el embarazo influye en la posibilidad de enfermar en la vida adulta futura. No es casualidad que, durante la gestación, la salud de la futura madre se mantenga bajo control de manera especial. Parece increíble, pero hay evidencia de que lo que ocurre en el útero materno puede afectar al posible desarrollo del alzhéimer en la descendencia setenta años después. Estudios epidemiológicos y modelos preclínicos han demostrado que una activación del sistema inmunitario de la futura madre, así como las dietas ricas en grasas y azúcares, quizás asociadas a una exposición repetida a estímulos inflamatorios en la descendencia, aumentan la susceptibilidad a enfermedades neurodegenerativas durante el envejecimiento.

Si los comportamientos dañinos pueden tener malas influencias, los óptimos son capaces de producir buenos resultados. La actividad física moderada y regular durante el embarazo, por ejemplo, puede aumentar las capacidades cognitivas del feto, y es muy probable que sea así porque reduce la producción de moléculas inflamatorias que tienen un impacto negativo en el desarrollo cerebral de la descendencia.

La buena noticia es que podemos empezar a desarrollar la reserva cognitiva de nuestros hijos, a la que recurrirán durante toda su vida, incluso antes de dar a luz.

Es un mensaje importante. Mientras los científicos continúan trabajando en nuevas investigaciones, nosotros podemos poner nuestro granito de arena todos los días.

Entre las paredes craneales tenemos una red inmensa, puentes entre una célula y otra que se construyen cada vez que aprendemos un concepto o practicamos una actividad diferente, cuando vamos al gimnasio, al teatro, a cenar con unos amigos. La plasticidad cerebral nos permite acumular conocimientos, adquirir habilidades que antes no teníamos y cambiar con el paso de los años. Esto significa que podemos empeorar o mejorar, y no me refiero sólo desde un punto de vista ético. En muchos casos, el talento del cerebro puede dirigirse a iniciar la autorreparación y revertir la neuroinflamación.

# II

# UN FUEGO DE DOBLE CARA

La inflamación es a la vez el salvavidas y el peor enemigo del cerebro. De hecho, lo es así para todo el organismo. Esta doble cara se explica por los fenómenos muy diferentes que genera, porque la inflamación es una especie de lenguaje que el sistema inmunitario utiliza en las situaciones más dispares.

En los años ochenta se descubrió que la base de sus manifestaciones son las citoquinas, proteínas que actúan como señales de comunicación dentro del sistema inmunitario, así como entre éste y los órganos y los tejidos. A veces la comunicación funciona a nuestro favor, otras, no.

## Inflamación: una palabra, muchas manifestaciones

Es bueno que se desarrolle inflamación cuando nos hacemos una herida o cuando tenemos dolor de garganta, porque la alarma que generan las citoquinas implica la intervención de las células inmunes, que combaten virus y bacterias, y favorecen el proceso de curación. La inflamación también se esconde detrás de la fiebre del heno o la dermatitis de contacto, porque las alergias activan una alerta hacia sustancias, los alérgenos, que por sí solas serían inofensivas, como el polen o el polvo.

Sucede que nuestro sistema inmunitario no da en el blanco. En las enfermedades autoinmunes, ataca al organismo, desencadenando siempre citoquinas, un fuego amigo: ocurre en la artritis reumatoide, en la diabetes tipo 1, en las enfermedades inflamatorias intestinales crónicas como la enfermedad de Crohn y en la enfermedad celíaca, que provoca efectos negativos tras la ingesta de gluten en los individuos afectados.

Un componente inflamatorio se encuentra en las enfermedades cardiovasculares, desde la aterosclerosis hasta el infarto de miocardio, y en los tumores. En los últimos años se ha comprendido que las células tumorales están rodeadas de un entorno favorable que las protege y les permite proliferar: parte de este nicho ecológico está formado por unas células inmunitarias, los macrófagos, que provocan la reacción inflamatoria.

El inmunólogo Alberto Mantovani los define como «policías corruptos» que, en lugar de combatir el cáncer, lo ayudan a crecer.

En el sistema nervioso central también están presentes componentes del sistema inmunitario y mediadores inflamatorios, y en los últimos años nos hemos dado cuenta de que la neuroinflamación es decisiva en patologías cerebrales como las neurodegenerativas y desmielinizantes, en algunos trastornos psiquiátricos, en la depresión y en las enfermedades del neurodesarrollo como el autismo y la esquizofrenia.

La inflamación, por tanto, parece ser transversal a muchas alteraciones que afectan al organismo y por eso se la considera una especie de metanarrativa de la medicina contemporánea, para usar otra expresión querida por Mantovani. La paradoja es que, sin inflamación, no podríamos defendernos ni tener la garantía de una multiplicidad de las funciones del cuerpo, pero con un determinado tipo de inflamación padecemos una enfermedad.

## El incendio: la fase aguda

La inflamación puede estallar o acompañar silenciosamente nuestra vida. Puede ser aguda o crónica. Cuando explota como si fuera un fuego (la palabra proviene del latín *flammae*, 'llamas') suele tener un papel decisivo. Ya Galeno, uno de los médicos más famosos de la Roma imperial, describió las cuatro características del proceso inflamatorio que todos, tarde o temprano, hemos experimentado después de un hematoma o una quemadura leve: enrojecimiento, dolor, calor e hinchazón (rubor, dolor, calor, tumor).

El color está determinado por la mayor afluencia de la sangre, de hecho, las arteriolas y los capilares se dilatan de inmediato, con el objetivo de transportar las células de defensa, es decir, los glóbulos blancos o leucocitos, al lugar a través de la sangre. Los guardianes, llamémoslos así, en cuanto llegan a su destino abandonan los vasos, cuyas paredes se han vuelto más permeables, y migran hacia la zona en peligro. El líquido que se exuda extiende el edema, la hinchazón. La presión sobre las terminaciones nerviosas, que se vuelven más sensibles debido a ciertas sustancias químicas liberadas por la inflamación, causa dolor. Mientras tanto, la temperatura local aumenta: se están llevando a cabo muchas actividades que pueden aumentar el metabolismo celular, que generan energía y, por lo tanto, calor.

Los glóbulos blancos que llegan en la fase inicial de la inflamación constituyen la llamada «inmunidad innata», es decir, presente desde el nacimiento, una primera línea de defensa que tiene la tarea de eliminar un virus, una bacteria, un hongo, una toxina o remediar los daños sufridos por el tejido. La inmunidad innata encarna la capacidad de nuestro cuerpo para reaccionar ante un tipo desconocido de agresión con un sistema rápido y maneja más del 90 % de nuestros problemas con patógenos. Incluyen linfocitos NK (*natural killers*, es decir «asesinos naturales»), mastocitos, eosinófilos, basófilos, macrófagos, neutrófilos y células dendríticas.

Hay algunas zonas del cuerpo excluidas de estas operaciones: el cerebro, la médula espinal, parte de los ojos y, en los hombres, los testículos. Todas zonas, llamadas tejidos inmunológicamente privilegiados, en las que el clásico mecanismo de inflamación aguda podría provocar daños irreparables. En realidad, como explicaré más adelante, el cerebro dista mucho de ser un órgano inmunológicamente privilegiado, ya que el sistema inmunitario y el sistema nervioso interactúan a lo largo de la vida, desde el desarrollo hasta el envejecimiento y, si éste se produce, durante la enfermedad. Y luego la microglía, que se despierta en caso de situaciones peligrosas, no es más que una familia de células inmunitarias.

Volviendo a la inmunidad innata, ante la presencia de una lesión o un virus, en la mayoría de los casos el problema se soluciona con un buen trabajo en equipo. Pero a veces sucede que los microbios no sucumben y vuelven a levantar la cabeza. Para detener el ataque se necesitan guardias sofisticados que actúen con armas dirigidas: son las células de la llamada «inmunidad adquirida» o «inmunidad específica». Se adquiere porque se forma paulatinamente a lo largo de la vida, y no deja de enriquecerse. Es específica porque contiene dos tipos de células, los linfocitos B y T, que producen proteínas llamadas «anticuerpos» (o inmunoglobulinas), capaces de reconocer y combatir un agente nocivo específico.

Nuestro cuerpo conserva la memoria de estas respuestas y, por lo tanto, es capaz de recordar cómo destruir los patógenos que encuentra con una reacción eficiente. Por eso, en general, no se enferma dos veces de sarampión o de rubéola.

## La tormenta de citoquinas en el COVID-19

Tanto la inmunidad innata como la adquirida se manifiestan a través de una inflamación, que debe desaparecer en algún momento. Si no se atenúa, es un problema.

Tomemos como ejemplo el COVID-19. La presencia del coronavirus SARS-CoV-2 es detectada por las células de la inmunidad innata, que inician su ataque. Posteriormente, si es necesario, interviene la inmunidad específica con la producción de anticuerpos. Pero de vez en cuando las cantidades circulantes de citoquinas aumentan de manera desproporcionada, y generan una reacción inmune exagerada e incluso contraproducente, que puede llegar a ser fatal. Se trata de la llamada «tormenta de citoquinas»: un fuego interno que arde en los pulmones, en los vasos sanguíneos.

Aún no está claro por qué se produce esta producción excesiva de citoquinas, pero se plantea la hipótesis de que se trate de una respuesta anormal del sistema inmunitario hacia un agente reconocido como altamente patógeno. Algunos creen que, en la gripe española de 1918, esta reacción exagerada del sistema inmunitario fue la causa de numerosas muertes entre adultos jóvenes que, a diferencia de la población de edad avanzada, tenían sistemas inmunológicos altamente eficientes.

Un estado inflamatorio prolongado también debilita la barrera hematoencefálica, lo que provoca inflamación sistémica en el sistema nervioso central. Aunque no hay certeza de una neuroinvasión por SARS-CoV-2, la inflamación ciertamente llega al cerebro y aquí activa las células microgliales, lo que provoca trastornos neurológicos y psiquiátricos, como la depresión.

El caso es que a una de cada tres personas que se han recuperado del COVID[6] se le ha diagnosticado una complicación neurológica a los seis meses de la infección, con síntomas que van desde dolores de cabeza hasta confusión mental. El 7 de julio de 2022, la prestigiosa revista *Cell*

---

6. Los datos provienen de un estudio de la Universidad de Oxford de 2021 (publicado en *The Lancet Psychiatry*).

publicó un artículo según el cual los síntomas neurológicos del deterioro cognitivo que persisten después de la infección por SARS-CoV-2 son causados por una reactividad excesiva de la microglía. Este cuadro, asociado a un aumento de la inflamación, provocaría un deterioro de la generación de nuevas neuronas en el cerebro y una reducción de los oligodendrocitos, las células que producen mielina.

En general, es la excesiva respuesta inflamatoria de nuestras defensas la que agrava la enfermedad. Un inmunólogo estadounidense ha encontrado una comparación adecuada: es como llamar a mil camiones de bomberos a tu casa porque se ha producido un incendio, sólo para encontrarte con muchos daños materiales, ya que muchos bomberos siguen llegando, pisoteando la hierba e inundándolo todo de agua, incluso cuando el incendio ya está apagado.

Los autores del estudio publicado en *Cell* muestran que una de las quimiocinas (que son una clase particular de citoquinas), llamada «CCL11» o «eotaxina», desempeña un papel crucial, que parece estar elevada en pacientes post-COVID. En este sentido, resulta significativa la observación realizada anteriormente, según la cual la CCL11 está elevada incluso en los pacientes con alteraciones cognitivas leves relacionadas con el envejecimiento. Y también es muy interesante que el protocolo *Train the Brain* desarrollado por el CNR determina la reducción específica de CCL11 y la mejora cognitiva en los participantes.[7]

---

7. Publicamos el trabajo sobre *Train the Brain* y la reducción de la quimiocina CCL11/eotaxina en 2021 en la revista *Brain, Behavior, and*

# Frenar la inflamación para alcanzar una longevidad saludable

La inflamación puede no manifestarse de manera aguda sino crónica, como una llama débil que no presenta síntomas. El paso de los años es una causa de la inflamación persistente.

Hay que decir que las células envejecen y mueren continuamente: cada minuto nuestro cuerpo pierde alrededor de 40 000. Estas células muertas son rápidamente reemplazadas por otras células en proliferación. Sin embargo, en cierto momento, las células dejan de proliferar y se vuelven senescentes. Este proceso, fundamental para defendernos de los tumores, juega un papel perjudicial durante el envejecimiento, cuando se acumulan células senescentes. De hecho, la célula senescente continúa liberando sustancias químicas que pueden desencadenar inflamación.

La complicación es que la célula en estado de senescencia envía señales químicas que modifican el comportamiento de las células vecinas, que a su vez lo alteran, secretando sustancias proinflamatorias. El fenómeno se denomina SASP, Senescence-Associated Secretory Phenotype, un fenotipo secretor asociado a la senescencia, y provoca que células como los fibroblastos se transformen en proinflamatorias, con un papel nocivo para nuestro organismo.

---

*Immunity* («Reduced CCL11/Eotaxin Mediates the Benefit of Environmental Stimulation on the Aged Hippocampus», es decir, «La reducción de CCL11/eotaxina media los efectos beneficiosos de la estimulación ambiental en el hipocampo envejecido»).

Desde hace algunos años algunos científicos trabajan en la senoterapia. En este contexto hablamos de fármacos senolíticos, que inducen la apoptosis, es decir, la muerte, de las células senescentes, y que preservan las no senescentes. La terapia también parece muy prometedora en oncología. De hecho, aunque la senescencia celular se describió inicialmente como un mecanismo que suprime las células tumorales, porque bloquea la proliferación celular, cada vez hay más pruebas de que las células senescentes del entorno que rodea al tumor pueden favorecer su desarrollo, por ejemplo, debido a la senescencia de las células inmunitarias que debe controlar el tumor en sí. Pero todavía estamos en una fase de investigación preliminar.

En el cuerpo de una persona, las células senescentes aumentan con la edad: se acumulan cuando nuestras defensas se vuelven menos eficientes. Y dado que, como se ha dicho, el envejecimiento también afecta al sistema inmunitario, no es de extrañar que la inmunidad específica se vuelva olvidadiza y le cueste más recordar las batallas del pasado. Por eso los médicos recomiendan un programa de vacunación de refuerzo y, como regla general, después de los sesenta y cinco años vacunarse contra la gripe (cada año), así como contra el neumococo y el herpes zóster.

La inmunidad innata también pierde fuerza: por un lado, los fagocitos son menos hábiles a la hora de reconocer y eliminar microbios y, por otro, tienden a producir mediadores inflamatorios de forma inadecuada. Así, el envejecimiento implica, en su conjunto, una respuesta inflamatoria.

En los últimos veinte años, precisamente en virtud de este descubrimiento, se ha abierto paso la teoría del *in-*

*flammaging*, palabra que nació a partir de la idea de inflamación unida a la de envejecimiento: envejecimiento inflamatorio.

La tesis, desarrollada por el italiano Claudio Franceschi, es que existe una conexión entre los procesos fisiológicos que conducen al envejecimiento y una inflamación sistémica, silenciosa y de bajo grado, que no presenta síntomas llamativos pero que a la larga daña los tejidos y los órganos, incluido el cerebro. La inflamación representa un factor de riesgo para todas las patologías propias de la vejez: desde el alzhéimer hasta los tumores, desde las enfermedades cardiovasculares hasta el párkinson, pasando por los problemas metabólicos.

Se ha observado, sin embargo, que los ancianos centenarios tienen un nivel más bajo de envejecimiento inflamatorio que el anciano promedio. ¿Es una característica intrínseca de estos afortunados? ¿O podemos pensar en combatir la inflamación mediante estilos de vida saludables, que podrían ayudarnos a cultivar el sueño de una longevidad sana?

De hecho, no es sólo la edad la que afecta la inflamación. Fumar y el consumo excesivo de alcohol son tóxicos para nuestro organismo. Una mala alimentación desequilibra el sistema inmunitario. El estrés, la soledad y el sedentarismo también afectan al estado inflamatorio.

Hay cosas que podemos hacer y otras no, pero es mejor seguir nuestra parábola con una claridad mental que esperamos ganar en el camino. Henri Matisse, el pintor fauvista de la danza, comentó: «No puedes evitar envejecer, pero puedes evitar hacerte viejo».

# Los radicales libres y el estrés oxidativo

En los siguientes capítulos te contaré específicamente cómo podemos reducir el avance de la inflamación y de la neuroinflamación. Vale la pena. La inflamación crónica, teorizada, es la base de enfermedades por las que muere una de cada dos personas, incluyendo la aterosclerosis, que es responsable del infarto de miocardio, el accidente cerebrovascular y algunas formas de demencia. Una característica distintiva son las placas ateroscleróticas, que se forman cuando una parte del exceso de grasas en circulación, en particular el colesterol LDL, se oxida y recubre las paredes de las arterias hasta el punto de bloquearlas. La otra característica de la patología es la inflamación crónica de los vasos, que se endurecen.

Cuando hablamos de reacciones oxidativas, aparecen indefectiblemente los radicales libres. En el organismo, las moléculas se oxidan continuamente: basta pensar en la llamada respiración celular, el proceso de combustión en el que la glucosa, obtenida de la demolición de los alimentos digeridos, reacciona con el oxígeno, dando lugar, en las células, a orgánulos llamados «mitocondrias», energía lista para ser utilizada (en forma de ATP, trifosfato de adenosina). Al mismo tiempo, sin embargo, se generan radicales libres como producto de desecho del metabolismo celular.

Algunos factores externos contribuyen a la formación de radicales libres. El etanol, es decir el alcohol, aumenta su producción (especialmente en el hígado), los rayos ultravioletas lo hacen en las células, y lo mismo puede decirse del tabaquismo y de la contaminación. Además, el exceso de células grasas libera citoquinas inflamatorias que desencadenan la producción de radicales libres en grandes cantidades.

Los radicales, también llamados especies reactivas de oxígeno (ROS, *reactive oxygen species*) o de nitrógeno (RNS, *reactive nitrogen species*), son entidades agresivas, temibles por los daños que pueden causar a las estructuras biológicas, incluidas mutaciones del ADN.

De hecho, tienden a reaccionar con otros compuestos porque sus átomos son inestables: en lugar de tener, como es habitual, dos electrones o ningún electrón en la capa energética externa, tienen sólo uno, que permanece desapareado.

Por tanto, en busca de estabilidad, los radicales libres intentan ceder su electrón o intentan robar otro a los átomos vecinos, que a su vez se vuelven inestables, replicando el mismo mecanismo de transferencia o adquisición. En resumen, un sistema en el equilibrio de átomos ladrones.

Mientras los radicales permanezcan en pequeñas cantidades, son tolerados y, de hecho, realizan funciones útiles. Algunos son mensajeros que conectan diferentes vías de señalización dentro de las células, otros pueden proteger al cuerpo de infecciones y enfermedades. Por ejemplo, en un estudio de 2015 se descubrió que una cantidad modesta de radicales libres limitaba la propagación de células de melanoma, un cáncer de piel.

Los problemas comienzan cuando hay demasiados radicales: el sistema se sobrecarga y se produce el llamado estrés oxidativo. El mecanismo se descontrola, se vuelve inmanejable, llegando al punto de afectar y dañar el ADN.

Cuando esto sucede, la célula muere, se vuelve senescente. Y deben intervenir los fagocitos, reclamados por moléculas específicas, los mediadores inflamatorios.

En definitiva, el estrés oxidativo y la inflamación son dos caras de la misma moneda. Uno provoca al otro y viceversa: un perro que se muerde la cola. ¿Quiénes son, de hecho, las más grandes «fábricas» de radicales libres?

Las células del sistema inmunitario, que los producen mientras luchan contra los gérmenes invasores. Estos radicales libres pueden dañar también a las células sanas y provocar inflamación.

El despliegue de nuestro ejército defensivo es continuo, como en la inflamación crónica, en la que los macrófagos producen y liberan radicales libres, se crea estrés oxidativo, con daño a las células y, por tanto, nueva inflamación, en una escalada que puede convertirse en epidémica, es decir, que pasa de un tejido a otro, de un órgano a otro. Y entre los órganos, el cerebro es particularmente vulnerable al estrés oxidativo, porque las células cerebrales necesitan una cantidad significativa de oxígeno para realizar sus procesos.

Para mantener bajo control el estrés oxidativo, nuestro organismo está equipado con enzimas que actúan como una barrera antioxidante, es decir, ceden uno de sus electrones a los radicales libres, que así vuelven al equilibrio, y son neutralizados antes de atacar a las moléculas vecinas.

La buena noticia es que podemos abastecernos de alimentos con propiedades antioxidantes y acompañar una dieta saludable con movimiento, una especie de antiinflamatorio natural.

## El diálogo entre el sistema inmunitario y el sistema nervioso

Durante décadas, los libros de anatomía enseñaron a los estudiantes que no había comunicación entre el sistema inmunológico y el sistema nervioso, que los dos sistemas principales del cuerpo humano estaban casi completamente aislados entre sí. Siguiendo esta creencia, refutada en los últimos tiempos, el cerebro no habría estado sujeto a la inflamación, el lenguaje principal del sistema inmunitario.

La teoría surgió de observaciones que comenzaron en la década de 1920, en las que se observó que las células inmunes de otras partes del cuerpo no se encontraban en el cerebro porque la barrera hematoencefálica les impedía entrar. Sin embargo, sólo muchas décadas después se descubrió que, en casos concretos, los linfocitos pueden entrar en el cerebro con la falta de sueño o en patologías como la esclerosis múltiple.

Hoy sabemos que nuestros dos sistemas más complejos están en continuo diálogo, en la salud y en la enfermedad. Mientras tanto, en nuestro sistema nervioso central existen células inmunitarias específicas, que son las células microgliales: una revelación sorprendente es que en realidad son macrófagos, los centinelas del sistema inmunitario en el resto del organismo, que se instalan en el cerebro durante la vida embrionaria.

Un estudio del grupo de inmunología británico de Adrian Liston, publicado en *Cell* en 2020, demostró que una clase de linfocitos es incluso necesaria para el correcto desarrollo del cerebro, ya que en su ausencia las microglías no maduran.

También están presentes citoquinas, como la interleucina 1 (IL1), que tiene un papel importante en la memoria, o la interleucina 6 (IL6), que recientemente descubrimos que es capaz de regular la formación de sinapsis excitadoras. Por lo tanto, las citoquinas desempeñan un papel esencial en la edad del desarrollo. Y lo mismo ocurre con las células microgliales, que tienen la tarea esencial de eliminar las sinapsis que se forman en exceso durante el crecimiento.

Así, las citoquinas inflamatorias y las células del sistema inmunitario son esenciales para que nuestro cerebro se desarrolle y funcione correctamente. Pero de vez en cuando algo sale mal.

Cuando hay inflamación periférica, las señales (como la interleucina 1, la interleucina 6 o los interferones, es decir, proteínas producidas en particular por los glóbulos blancos) parten del tejido inflamado de la garganta, los pulmones o los intestinos y llegan al cerebro. Aquí el hipotálamo, el área que regula las actividades involuntarias, como el sueño y el hambre, y que controla la temperatura corporal, recibe una alerta de que se está librando una desafiante batalla contra algún invasor.

El hipotálamo, en consecuencia, responde orquestando lo que percibimos como síntomas de enfermedad: fiebre, que acelera las actividades del sistema inmunitario, somnolencia y falta de apetito, tal vez para obligarnos a descansar y no poner en riesgo la supervivencia del organismo debilitado.

La comunicación entre el sistema inmunitario y el sistema nervioso central es un universo por explorar y tengo la seguridad de que deparará grandes sorpresas a los investigadores del futuro. Los neurocientíficos ya están interesados en lo que sucede en el intestino, el llamado segundo cerebro, donde reside el 80 % de las células inmunes. Las relaciones entre el vientre y la cabeza son continuas e innumerables y de ellas podrían depender enfermedades como el párkinson, el autismo y la esclerosis múltiple.

## ¿Qué pasaría si la ansiedad comenzara desde el intestino?

En 2021 participé en un estudio, publicado en *Science*, en el que mostramos una conexión entre el cerebro y el intestino inflamado, planteando la hipótesis de la razón por la cual la ansiedad y la depresión suelen acompañar a quienes padecen enfermedades crónicas del colon como la enfermedad de Crohn y la colitis ulcerosa.[8]

Hemos descubierto que el cerebro intercepta las señales inflamatorias que parten del vientre y se regula para evitar que las paredes del intestino, debilitadas y por tanto más permeables de lo necesario, filtren sustancias tóxicas que podrían ascender por el torrente sanguíneo. ¿Cómo? Cierra una de sus puertas, el plexo coroideo, que representa una puerta de entrada de nutrientes y una barrera de defensa.

---

8. El equipo del estudio publicado en *Science* en 2021 fue coordinado por Maria Rescigno, jefa del laboratorio de inmunología de mucosas y microbiota de Humanitas, junto con la neurocientífica Simona Lodato y la microbióloga Sara Carloni. Formé parte junto con otros colaboradores, entre ellos la investigadora del CNR Antonella Borreca.

Podría parecer bueno impedir la entrada de patógenos, pero el cerebro sufre si permanece aislado del resto del organismo. De hecho, el inconveniente es que cerrar la verja provoca una serie de problemas mentales, como la ansiedad, que se acompaña de trastornos cognitivos leves. Estos problemas, junto con la depresión, son observados por los médicos en pacientes con enfermedad inflamatoria intestinal.

Ahora nos preguntamos con nuestros colegas qué sucede con la microglía y las sinapsis cuando se cierra el plexo coroideo y si los procesos de eliminación sináptica, necesarios durante el desarrollo, pueden reactivarse de forma patológica, provocando enfermedades neurodegenerativas como la demencia. Así como si es posible sintetizar fármacos capaces de reequilibrar una situación comprometida, regulando la apertura de la puerta según sea necesario.

## La emergencia global: la depresión

La depresión es una emergencia global también por el salto exponencial del estrés y la ansiedad encontrado durante la pandemia de COVID-19 y como consecuencia de la enfermedad, una de las repercusiones que se extienden en el tiempo.

Los trastornos depresivos tienen que ver con la neuroinflamación. Aún no tenemos evidencia suficiente para decir si la inflamación se presenta como una cascada, como una manifestación de la depresión, o si tiene un papel activo en su aparición. Sin embargo, ahora se ha establecido que la desregulación del sistema inmunitario, tanto innato como adaptativo, ocurre en pacientes deprimidos y dificulta un pronóstico favorable, incluidas las respuestas a los fármacos antidepresivos. No es casualidad que algunos investigadores de la Universidad Emory en Estados Unidos hayan descubierto que los pacientes que no responden al tratamiento con antidepresivos tienen niveles elevados de citoquinas inflamatorias en circulación.

Ahora se ha establecido en múltiples metaanálisis que los niveles de citoquinas proinflamatorias son más altos en pacientes con depresión y existe un consenso bastante unánime sobre el hecho de que los aumentos son de la interleucina-6, el factor de necrosis tumoral (TNF) y la proteína Creactive (CRP), una glicoproteína que no suele estar presente en la circulación y que es producida por el hígado en respuesta a estímulos que activan una respuesta inflamatoria.

Sobre todo, los sujetos deprimidos que nunca han sido tratados farmacológicamente muestran un aumento de los mediadores inflamatorios. ¿Qué quiere decir esto?

Sabemos que los antidepresivos más utilizados actúan inhibiendo la captación de determinados neurotransmisores como la serotonina. ¿Pero es posible que reduzcan parcialmente la producción de citoquinas? La respuesta parece afirmativa: aunque ninguno de los fármacos clásicos tiene como objetivo apagar el estado inflamatorio, varios antidepresivos son capaces de reducir los factores proinflamatorios medidos en la sangre periférica. En particular, la interleucina 1β (IL-1β) y la interleucina-6, y en algunos casos la proteína creactiva y el TNF-α, muestran una reducción en los ensayos clínicos de antidepresivos. Y no olvidemos que los antidepresivos provocan un aumento en la concentración del factor neurotrófico derivado del cerebro (BDNF), es decir, el factor responsable de la supervivencia de las neuronas, que no sólo estimula la formación de nuevas células nerviosas y sinapsis, sino que también tiene propiedades inflamatorias generales.

## Los medicamentos antiinflamatorios para tratar el alzhéimer

El otro reto del futuro es el tratamiento del alzhéimer, en el que una vez más se entrelazan los dos principales sistemas de nuestro organismo. La enfermedad asombró a los primeros médicos que la identificaron y aún hoy no da tregua a las familias de los pacientes, cada vez más ausentes de sus propias vidas.

Me gustaría retroceder en el tiempo, rebobinar la cinta de la historia y regresar a hace más de un siglo. Intenta imaginar una habitación de hospital. Es poco más del mediodía. Una señora levanta la vista de su plato de repollo y cerdo, y sonríe.

—¿Cómo se llama? –le pregunta un hombre con bata blanca, gafas y bigote espeso.

—Auguste –responde ella.

—¿Apellido?

—Augusto.

—¿Cómo se llama tu marido?

—Augusto, creo.

—¿Qué está haciendo?

—Patatas y espinacas.

—¿En qué año nació?

—Este año no, el año pasado.

—¿Cuánto tiempo lleva aquí?

—Tres semanas.

En realidad, es su segundo día en el hospital psiquiátrico de Frankfurt, donde la lleva su marido, preocupado por una serie de síntomas cada vez más inquietantes: problemas de memoria, pérdida de la capacidad de utilizar las palabras (afasia), confusión, explosiones de ira. El médico es el psiquiatra y neuropatólogo alemán Alois Alzheimer. La mujer, en cambio, es Auguste Deter, de cincuenta y un años, casada con un ferroviario.

Durante los siguientes cuatro años y medio, aumenta cada vez más su desorientación y sus delirios. Grita durante horas y horas, tararea o deambula, perdida, por los pasillos de la sala aferrada a una manta. Al final permanece inmovilizada en cama, incontinente, hasta su muerte en abril de 1906.

Para comprender la extraña enfermedad que la afectaba, su médico examina el cerebro de la paciente gracias a los primeros microscopios. Luego, con una ampliación de varios cientos de veces, finalmente ve los signos de la patología: hay placas de diversos tamaños, formas y consistencias que bloquean la comunicación entre las neuronas. Hay marañas, hilos inextricables que crecen dentro de las células nerviosas, que parecen estranguladas.

El 3 de noviembre de 1906, Alzheimer presentó sus hallazgos en la trigésima séptima asamblea de psiquiatras del suroeste de Alemania. Investigaciones posteriores mostrarán que las placas están formadas por una proteína conocida como «beta-amiloide» y que los ovillos están formados por una proteína llamada «tau», ambas características de la enfermedad que ahora lleva el nombre de su descubridor.

En los últimos años, los investigadores se han centrado en estas anomalías cerebrales y han observado que son más abundantes en dos regiones críticas del cerebro: el hipocampo, la sede de la memoria, y la corteza cerebral, que controla el pensamiento y el razonamiento.

Paradójicamente, a medida que aumenta la longevidad, una enfermedad que alguna vez fue rara ahora nos amenaza a todos. El alzhéimer afecta a alrededor de 36 millones de personas en todo el mundo, una cifra que se espera que se triplique para 2050, según el ominoso pronóstico de la Organización Mundial de la Salud.

Una valoración apocalíptica, sobre todo si se tiene en cuenta que la difícil progresión de la patología devasta no sólo al paciente, sino también a familiares y amigos, testigos impotentes de la larga decadencia. Cada familia afectada tiene una historia dolorosa que contar.

Como informa, por ejemplo, el *New York Times*, Harriet H. no entendió el estado de su marido hasta la noche en que organizaron una cena en su casa en las afueras de Washington. «Fue una velada muy agradable, nos divertimos –dice–. Pero en cierto momento, mientras los invitados se disponían a partir, mi marido se puso el abrigo para irse con ellos. No sabía que estaba en casa».

Cuando comienza la destrucción de las células cerebrales, el efecto es insidioso. Los primeros síntomas pueden enmascararse fácilmente. «Mi marido mantuvo el equilibrio durante mucho tiempo –confirma Harriet, cuyo cónyuge fue diagnosticado con la enfermedad ocho años después de los primeros síntomas de deterioro.

Al principio, resulta difícil distinguir entre síntomas específicos y olvidos inofensivos. El marido de Harriet, por ejemplo, siempre había sido una persona distraída. Pero a medida que el cerebro se deteriora, la pérdida de memoria se vuelve más grave. La gente olvida no sólo dónde dejó sus gafas, sino también que siempre las llevaba puestas. Se olvida dónde aparcó el coche, e incluso que salió en el coche.

Además de la memoria, la enfermedad de Alzheimer afecta a la personalidad. Por ejemplo, un paciente normalmente pacífico y tranquilo puede atacar a su cónyuge o a su hijo sin motivo alguno, otro puede retirarse a un silencio impenetrable y otro puede sentirse inseguro y amenazado. En las etapas finales, las personas a menudo se vuelven incapaces de hablar, tragar o reconocer a sus familiares.

Harriet cuidó a su marido en casa durante diez años. Finalmente, cuando ya no podía caminar y no reconocía a nadie, lo confió a una residencia de ancianos. Aquí es donde muchos pacientes pasan sus últimos años. Pacientes enfermos, sin vida pero aún vivos. Tristes cascarones vaciados de todo lo que alguna vez fueron.

Para combatir el alzhéimer, los investigadores llevan décadas intentando centrarse en la beta-amiloide y la tau. Pensaron que, al frenar estas dos proteínas, los pacientes podrían mejorar. Pero, en la práctica, los fármacos desarrollados no han conseguido intervenir en la memoria y otras funciones cerebrales de los pacientes; fallos que sugirieron a los neurocientíficos que les faltaba algo. Al continuar con la investigación, surgió que la neuroinflamación podría ser la fuerza impulsora que subyace en la enfermedad.

Las placas seniles, formadas por la proteína beta-amiloide, que en la enfermedad de Alzheimer se espesan entre una neurona y otra, siguen aumentando de tamaño. Las microglías se dirigen hacia estos grumos para eliminarlos y limpiar el cerebro, pero al hacerlo comienzan a liberar moléculas inflamatorias.

Por lo tanto, empezamos a pensar que quizá no sean tanto las acumulaciones de proteínas las que representan el principal problema, sino la inflamación la que podría dañar las neuronas y las sinapsis, y que contribuyen a provocar la enfermedad. Ahora sabemos que más del 60 % de los genes relacionados con la enfermedad de Alzheimer esporádica (no familiar) de aparición tardía están relacionados con la inflamación. Esto también explicaría uno de los mayores misterios de la enfermedad: por qué algunas personas, a pesar de tener placas y ovillos en el cerebro, se mantienen sanas. Probablemente, lo que los hace resistentes a la patología es precisamente la ausencia de neuroinflamación.

Sobre esta base, los científicos están avanzando tanto en el ámbito del diagnóstico como en el de la terapia. En el campo del diagnóstico, grupos de investigadores e incluso algunas empresas están desarrollando un panel de marcadores inflamatorios característicos de la patología, de modo que sea posible, a través de una simple muestra de sangre, predecir la aparición del alzhéimer antes de que se produzca el daño cerebral.

Sin embargo, en lo que respecta al sector terapéutico, muchos estudiosos opinan que, para detener la enfermedad, no basta con tratar las placas y los ovillos, porque sería como intentar frenar las llamas que se han extendido por el bosque apagando sólo el fósforo. De hecho, en los últimos años, muchas grandes farmacéuticas han abandonado los ensayos clínicos con medicamentos para la enfermedad de Alzheimer tras el fracaso de los estudios centrados en sustancias destinadas a erradicar las placas. Según algunos expertos, la solución podría ser un cóctel de fármacos. En particular, los medicamentos que actúan contra las proteínas beta-amiloide y tau, pero también contra la inflamación. Con adición, si fuera necesario, de antivirales.

Un gran estudio de los registros médicos electrónicos de 56 millones de personas en 2020 arrojó una indicación interesante: los pacientes con artritis reumatoide y psoriasis, tratados con medicamentos que, entre otras cosas, bloqueaban la citoquina inflamatoria TNF-α, tenían un riesgo reducido de desarrollar la enfermedad de Alzheimer. Es una correlación, no una relación de causa y efecto. Pero, mientras tanto, entre las moléculas específicas contra la neuroinflamación en desarrollo se encuentra la XPro1595, un fármaco desarrollado por la empresa INmune Bio, con sede en California, también gracias a una financiación millonaria de la Alzheimer's Association, que tiene como objetivo el TNF-α.

La XPro1595, en modelos murinos para la enfermedad de Alzheimer, redujo las placas de beta-amiloide, la entrada de células inmunes al cerebro y mejoró el funcionamiento cognitivo. En el primer ensayo, que tuvo lugar entre 2019 y 2021, participaron veinte pacientes con alzhéimer de leve a moderado. Los resultados, obtenidos tras analizar sangre y líquido cefalorraquídeo y después de realizar escáneres cerebrales de los participantes, mostraron que es posible lograr una reducción de los marcadores inflamatorios sin riesgo para los pacientes.[9]

## Los estudios sobre el párkinson

Es muy probable que en el párkinson también intervenga un proceso inflamatorio. Al principio, quienes lo padecen tienen problemas motores: no pueden insertar un hilo en la aguja, peinarse, abrocharse la camisa o atarse los zapatos. Entonces, pueden surgir los típicos temblores. Al final, los procesos mentales se ralentizan, hasta el punto de verse completamente comprometidos.

El médico y farmacéutico británico James Parkinson describió esta patología por primera vez en 1817. Pero quienes mejor describen la patología son sin duda los propios pacientes. Como Véronique Vienne, de setenta y nueve años, con un pasado como diseñadora de arte. Vive en el sur de Francia y hace poco se enteró de que en adelante tendrá que vivir con la enfermedad. «Fue frustrante, especialmente cuando intenté meterme una cucharada de guisantes en la boca —le dijo a un periodista del *New York Times*—. Durante el confinamiento, todos mis amigos tomaron clases de yoga por Zoom para mantenerse en forma. Unirme a ellos estaba fuera de discusión: la alfombra

---

9.   A raíz de este resultado positivo, en abril de 2022 se inició una segunda fase del ensayo, realizada con sesenta pacientes, que finalizó en 2023.

en el suelo era tan baja que habría tenido que descender en rápel desde un helicóptero para llegar hasta ella. Así que decidí dedicarme a la jardinería. Me gustaba estar al aire libre: allí no me chocaba con los muebles, no me caía por las escaleras, no me tropezaba con el borde de la alfombra».

También en el caso del párkinson, el inicio de la enfermedad se remonta a muchos años antes de que aparezcan los síntomas. Del 5 al 10 % de los casos tiene un origen genético. Otros creen que el desarrollo de la enfermedad puede estar relacionado con una respuesta inflamatoria, incluida la de una infección viral. En cualquier caso, el proceso inflamatorio siempre acompaña la progresión de la patología.

Según diversos grupos de investigación, el origen del párkinson podría ser intestinal. Hay evidencia de que las proteínas dañinas que se acumulan en el cerebro de los pacientes, agregados de alfa-sinucleína, salen del intestino y, una vez ascienden, provocan la degeneración y muerte de las neuronas que producen dopamina, sustancia que permite el control de los movimientos. Una vez más, la microglía crónicamente activada secreta altos niveles de mediadores proinflamatorios, que dañan las neuronas y la activación, lo que resulta en un ciclo dañino que promueve la inflamación y la neurodegeneración.

Para entender si la inflamación es la causa o la consecuencia de la enfermedad, una investigación interesante es la realizada por Ole Isacson, profesor de Neurología de la Facultad de Medicina de Harvard. Hace unos diez años, el neurólogo y sus colaboradores realizaron un experimento para intentar comprender si, en el proceso patológico, se daba primero la inflamación o la muerte de las neuronas productoras de dopamina.

Los investigadores provocaron una inflamación en el cerebro de algunos roedores a través de bacterias Gram-negativas y luego dañaron las neuronas dopaminérgicas. En otro grupo de ratones hicieron lo contrario: primero dañaron las neuronas y luego provocaron inflamación. Bueno, cuando la inflamación apareció por primera vez, las células murieron en masa, tal como sucede en la enfermedad de Parkinson. Sin embargo, bloquear la inflamación evitó su muerte.[10]

## La esclerosis múltiple: la agresión de los linfocitos

El sistema inmunitario y su lenguaje inflamatorio también están implicados en la esclerosis múltiple, en la que los linfocitos T atacan al sistema nervioso central, hasta el punto de que las fibras nerviosas pierden su mielina, la vaina que las recubre. Desafortunadamente, en las etapas iniciales, cuando la enfermedad se presenta como un «síndrome clínicamente aislado», las manifestaciones sintomáticas son mínimas, pero el estado inflamatorio ya se encuentra en sus niveles más altos.

A la fase preclínica le sigue la fase remitente-recurrente, en la que, a pesar de la presencia de una reducción de la actividad inflamatoria, aumenta la frecuencia de recaídas y síntomas. Esto produce una variedad de síntomas, que

---

10. El estudio de Ole Isacson y su equipo fue publicado en *The Journal of Neuroscience*.

al principio pueden incluir hormigueo, entumecimiento, dolor, picazón, pérdida de fuerza en una pierna o mano y problemas de visión. Inicialmente la recuperación es casi completa, pero a medida que pasa el tiempo puede ser cada vez menos completa y se pueden acumular deficiencias que se traducen en discapacidad. A la fase remitente-recurrente puede seguirle la fase secundariamente progresiva, en la que la gravedad de las alteraciones es mayor y la discapacidad tiende a estabilizarse en un nivel elevado. En los casos más graves se produce una parálisis, que puede ser incluso completa.

Esta enfermedad autoinmune representa la principal causa de discapacidad neurológica en jóvenes de países industrializados. El proceso podría comenzar con una infección viral contraída durante la adolescencia, y el virus en cuestión podría ser el virus de Epstein-Barr.[11]

Desde los primeros estudios se detectó la presencia de cantidades significativas de anticuerpos de tipo inmunoglobulina G (IgG) en las lesiones cerebrales de la esclerosis múltiple, que pueden provocar la muerte celular y la activación de células inmunes. Además, el 95 % de los pacientes presentan anticuerpos (las llamadas bandas oligoclonales) y glóbulos blancos en el líquido cefalorraquídeo, y su presencia se correlaciona con niveles más graves de la enfermedad. Estos anticuerpos reconocen y atacan la mielina y las células que la producen, los oligodendrocitos. Si son producidos por células inmunitarias que se encuentran en

---

11. La hipótesis proviene de investigadores de la Harvard T. H. Chan School of Public Health en Boston, quienes llevaron a cabo una extensa investigación publicada en enero de 2022 en *Science*.

el cerebro de pacientes con esclerosis múltiple o si llegan desde la periferia sigue siendo un tema de debate en la comunidad científica. Un trabajo reciente publicado en *Science Immunology* ha demostrado que las células B que provienen del intestino producen una clase diferente de anticuerpos, las inmunoglobulinas A (IgA), en el cerebro de los pacientes. Se han logrado grandes avances en el abordaje terapéutico y hoy en día se dispone de diversos fármacos para frenar el avance de la esclerosis múltiple.

## Los fallos de la microglía en la ELA

Los signos de neuroinflamación son muy evidentes en la esclerosis lateral amiotrófica (ELA), una enfermedad en la que las neuronas motoras, es decir, las neuronas que controlan los movimientos musculares, mueren, paralizando a los pacientes de manera gradual.

El gran científico Stephen W. Hawking, uno de los pacientes más longevos, incapaz de moverse y confinado a una silla de ruedas, escribió con ese velo de brillante autoironía que siempre le ha distinguido: «Tuve la suerte de haber elegido trabajar en física teórica, porque era una de las pocas áreas en las que mi condición no sería una desventaja grave». Por lo general, la enfermedad desactiva los músculos de los brazos y las piernas, seguidos de otros músculos, como los de la respiración y la deglución, y es fatal en un plazo de dos a cinco años.

Aunque es poco probable que la microglía sea el principal tipo de célula que provoca la muerte de las neuronas motoras en la ELA, existe un consenso sobre que, no obstante, pueden desempeñar un papel modulador importante. En la primera fase de la enfermedad tendría un papel favorable y protector de las neuronas, y ayudaría a combatir la patología, pero a la larga, al no interrumpir su actividad a tiempo, se volvería tóxica y provocaría que la enfermedad empeorase y progresara con mayor rapidez.

Por último, no hay que olvidar que la senescencia microglial se relaciona con un aumento de la respuesta inflamatoria. Dado que el envejecimiento es el principal factor de riesgo de la ELA, la posibilidad de que la microglía envejecida pueda estar implicada es una hipótesis fascinante que merece una mayor investigación. De hecho, la microglía muestra una acumulación de marcadores de senescencia celular durante la progresión de la ELA.

Si bien todavía faltan muchas piezas del rompecabezas, la hipótesis neuroinflamatoria ciertamente ha desencadenado investigaciones en todo el mundo para ofrecer nuevas esperanzas de cura a los pacientes.

# III

# DESCUBRIMIENTOS EXTRAORDINARIOS

Desde Ginebra, en abril de 2012, la Organización Mundial de la Salud había dictado una línea: «Todos los países deben incluir la demencia en sus programas de salud pública. Se necesitan proyectos a nivel internacional, nacional, regional y local». Una declaración importante que contribuyó a sacar las enfermedades neurodegenerativas de la oscuridad en la que habían permanecido escondidas durante mucho tiempo. Quizá finalmente pasamos del dicho al hecho, de las declaraciones a las acciones; y a acciones que deberían haber sido lo más concretas posible, dado que la demencia, si no se detiene a tiempo, corre el riesgo de convertirse en una especie de tsunami para los pacientes, las familias y la sociedad.

La advertencia llegó a los estudios y laboratorios del Instituto de Neurociencia del CNR, donde ya hacía tiempo que se sentía esta necesidad y donde numerosos investigadores brillantes dedicaban sus energías al estudio del cerebro, liderados por el entonces director, Lamberto Maffei, un científico extraordinario, visionario y ecléctico, además de poseedor de una rara inteligencia.

## Italia a la vanguardia de la investigación

Maffei había estado en la cima de la estructura desde 1980, habiendo sido alumno de Giuseppe Moruzzi, un neurocientífico y académico de renombre mundial, que trabajó en Bruselas, Cambridge y Chicago, y que logró gran éxito y reconocimiento. Mientras estaba ocupado en la metrópoli americana, en la Universidad Northwestern, le ofrecieron la cátedra de Fisiología en la Facultad de Medicina de Pisa. Aceptó de buen grado, y admitió: «La posibilidad de visitar los pueblos de montaña, las pequeñas iglesias románicas esparcidas por el campo, las villas con sus jardines y disfrutar del paisaje toscano con sus cipreses contribuyó sin duda a que tomara esta decisión».

La verdad es que, después de muchos años en el extranjero, quería contribuir de manera activa al crecimiento científico y cultural de Italia.

Maffei siguió los pasos y las enseñanzas de Moruzzi y centró su investigación en la plasticidad del cerebro. ¿Cómo era posible explotarlo para obtener beneficios, manteniendo la mente lo más activa y saludable posible?

El científico comenzó a realizar experimentos con ratones, dividiéndolos en dos grupos. Los del primero eran mantenidos en jaulas desnudas, con arena, agua y poco más. Los del segundo, sin embargo, fueron colocados en un ambiente rico en estímulos (los investigadores lo llaman «ambiente enriquecido»), y se les proporcionó diversos juegos, como ruedas, escaleras, túneles... De esta forma, los animales podían jugar, moverse, correr de arriba abajo, moverse de un lado a otro... Seguramente eran más felices, pero el aspecto interesante surgió cuando se les sometió a pruebas de aprendizaje y memoria, en las que superaron con creces al grupo de ratones «sedentarios». Después se repitió el experimento, y se introdujo una variante: esta vez los ratones presentaban lesiones cerebrales específicas y el objetivo era evaluar si eran capaces de recuperarse y en cuánto tiempo. Después de realizar las distintas pruebas, se comprobó que los animales colocados en el contexto más estimulante obtuvieron mejoras cerebrales más rápidas y consistentes en comparación con los mantenidos dentro de jaulas desnudas.

## Comprender los signos del deterioro cognitivo

Al mismo tiempo se estaban llevando a cabo investigaciones similares en otras partes del mundo, y todas coincidieron en los resultados obtenidos por Maffei. Pero en este punto era necesario dar un paso adelante. ¿Todo lo que se había observado en los ratones se aplicaba a las personas? ¿Y no sólo a las personas sanas, sino también a aquellas que ya habían mostrado algún pequeño deterioro cognitivo?

La idea era intentar actuar sobre las personas en riesgo, aquellas que mostraban los primeros síntomas de deterioro: una condición que desde hace algunas décadas los expertos definen como deterioro cognitivo leve (DCL), es decir, una fase intermedia entre los cambios que ocurren de forma habitual con el envejecimiento y los déficits asociados a la demencia.

Fue Ronald C. Petersen, neurólogo de la Facultad de Medicina de la Clínica Mayo en Rochester (Minnesota), quien desarrolló este concepto en 1999, al proponer criterios basados en un estudio observacional del envejecimiento.

Él mismo lo explica, en un artículo en *The New England Journal of Medicine*: «Si bien la mayoría de las personas experimentan un deterioro cognitivo gradual a medida que envejecen, otras experimentan cambios más marcados en la función cognitiva. En estudios poblacionales, se encontró un deterioro cerebral leve entre el 10 y el 20 % de las personas mayores de sesenta y cinco años». Y, además: «Varios estudios longitudinales han demostrado que la mayoría de las personas con deterioro cognitivo leve tienen un mayor riesgo de desarrollar demencia. En comparación con la incidencia de demencia en la población general de Estados Unidos, que es del 1 al 2 % anual, la incidencia entre pacientes con deterioro cognitivo leve es significativamente mayor, con una tasa anual del 5 al 10 %».

Normalmente todo comienza con la memoria, que empieza a fallar. No se trata de un olvido ocasional, sino de un olvido más evidente, al menos para los miembros de la familia y el pequeño círculo de amigos. Normalmente, las personas afectadas por un deterioro cognitivo leve empiezan a olvidar información que antes habrían recordado con facilidad, como el contenido de una conversación telefónica, una cita con el dentista o la peluquera, el resultado de un partido de fútbol (si la persona siente pasión por ese deporte). A este ritmo podríamos llegar al alzhéimer en toda regla.

En otros casos, los afectados por los primeros síntomas de deterioro mantienen una buena memoria, pero tienen dificultades para tomar decisiones, encontrar las palabras adecuadas, realizar múltiples tareas, encontrar un lugar, aunque sea conocido. Y todo esto puede presagiar otros tipos de demencia.

Por definición, las personas con deterioro cognitivo leve no tienen problemas con las actividades de la vida diaria, como bañarse, comer o cocinar. Pueden continuar trabajando de manera eficiente, aunque necesitan un recordatorio adicional o les toma más tiempo del necesario completar tareas complejas.

Antes de Petersen, Barry Reisberg, profesor de Psiquiatría de la Facultad de Medicina de la Universidad de Nueva York, describió en 1982 las siete etapas de la enfermedad de Alzheimer, situando el trastorno leve en la etapa 3. Uno de sus pacientes fue un ejemplo típico.

Dos años y medio después del diagnóstico de deterioro cognitivo leve, a la edad de setenta y ocho años, la señora utilizaba regularmente el metro y seguía disfrutando de las vacaciones y de las visitas familiares con el entusiasmo habitual.

Pero también había pagado la misma factura dos veces, no podía mantener el hilo de sus pensamientos durante una conversación, hacía las mismas preguntas o los mismos comentarios repetidas veces…

## El proyecto CNR

El profesor Maffei, en colaboración con los investigadores Alessandro Sale y Nicoletta Berardi, se puso a trabajar con el objetivo de encontrar un sistema eficaz para apoyar las funciones cognitivas de estas personas. Creó el proyecto *Train the Brain*: cero fármacos, nada de procedimientos invasivos, sólo estimulación cerebral con entrenamiento real.

En Pisa,[12] los investigadores desarrollaron el protocolo, que incluía una combinación de actividades cognitivas, lógicas, mnemotécnicas, creativas, relacionales y físicas, que se llevarían a cabo también en un gimnasio equipado con el equipamiento necesario.

En 2010 todo estaba listo para funcionar. Los médicos de familia y los neurólogos de hospitales habían reportado al Instituto a más de mil personas. Maffei y sus colaboradores tuvieron que «interceptar» a los pacientes adecuados para ellos, es decir, aquellos con deterioro cognitivo leve.

Al final, después de muchas pruebas y ensayos, fueron seleccionados 113, con edades comprendidas entre sesenta y cinco y ochenta y nueve años. De ellos, 55 fueron destinados a entrenamiento, mientras que 58 continuaron con su rutina habitual.

---

12. Los objetivos del proyecto *Train the Brain* contaron con el apoyo del Instituto de Fisiología Clínica del CNR, la Universidad de Pisa, la Fundación Stella Maris de Calambrone y también la Fundación Pisa, gracias a cuya contribución fue posible crear, en el marco del área de investigación del CNR, una estructura específicamente dedicada a la realización del experimento, que incluía, entre otras cosas, un gimnasio.

El primer grupo inició las actividades previstas; en primer lugar, las cognitivas.

Los participantes en el entrenamiento se dividieron en pequeños grupos de 7 a 10 personas mayores cada uno, que entrenaban tres mañanas a la semana (lunes, miércoles y viernes) durante dos horas cada vez, siempre bajo la supervisión de neurólogos, psicólogos y entrenadores expertos. En clase, los participantes realizaban numerosos ejercicios destinados a estimular la memoria, la atención y la capacidad para realizar tareas específicas.

Luego, todos en el gimnasio, alternaban actividades en la bicicleta estática y en la cinta de correr con ejercicios de fuerza y flexibilidad, realizados también con la ayuda de pelotas, gomas elásticas y aros. Estaba prevista una hora de musicoterapia una vez por semana, durante la cual los mayores se involucraban en la escucha de música, el canto, el baile y el uso de algunos instrumentos sencillos. Una vez al mes se veía una película con el posterior debate.

Numerosas actividades, durante las cuales el lema era «estar juntos», con el fin de fomentar nuevos conocidos y quizá, con el tiempo, nuevas amistades.

El secreto del programa fue la variedad, que mantuvo a raya el aburrimiento y fomentó la participación de la gente, llamada a hacer cada vez un poco más y un poco mejor que la anterior, en un proceso de mejora continua. Siempre se prestó atención a que todo fuera lo más placentero y relajante posible, para que el cuerpo fuera capaz de producir endorfinas, las moléculas del bienestar que favorecen el nacimiento de nuevas neuronas en el cerebro adulto. El programa duró siete meses y al final se evaluaron los resultados, que resultaron ser incluso superiores a las expectativas. En el grupo sometido al entrenamiento, el 80 % de los pacientes mostró una mejora cognitiva significativa, en todos los ámbitos y en particular en la fluidez verbal, mientras que el 20 % restante se mantuvo estable. Por el contrario, los ancianos que no participaron en el tratamiento experimentaron un empeoramiento, en algunos casos incluso sustancial.

En detalle, los participantes en el programa de formación destacaron, durante una resonancia magnética funcional, por un aumento del flujo sanguíneo en el cerebro, especialmente en la zona del hipocampo, sede de la memoria, y una mejor respuesta cerebral a tareas desafiantes.[13]

Los resultados positivos fueron publicados en las páginas de *Scientific Reports*, una revista del grupo *Nature*. Fue todo un éxito, hasta el punto de que los propios pacientes quedaron satisfechos con la experiencia y muchos pidieron participar en ciclos posteriores.

La satisfacción fue compartida por los familiares, quienes notaron una mayor implicación de sus seres queridos en la vida y las actividades diarias.[14]

---

13. El resultado positivo del experimento *Train the Brain* se informó en 2017 en las páginas de *Scientific Reports*, una revista del grupo *Nature*.

14. Para difundir el protocolo, que es útil tanto para quienes presentan un ligero deterioro cognitivo como para personas sanas, también se creó la Fundación IGEA, una organización sin ánimo de lucro que tiene como objetivo promover estudios sobre el envejecimiento de la población.

## Entrenar el cerebro: un entrenamiento para todos

Precisamente a raíz de los objetivos alcanzados con este primer protocolo, en 2017 decidimos continuar la investigación y propusimos un segundo: Train the Brain 2.[15]

El corazón de este proyecto, que tengo el honor de coordinar en colaboración con mi colega Sale, fue el estudio de la inflamación en el envejecimiento. Nuestro equipo, formado por inmunólogos, neurobiólogos, neuropsicólogos y neurólogos, se puso a trabajar consciente de la importancia del experimento, potencialmente destinado a tener efectos significativos en el bienestar de la población.

En el proyecto participaron 35 personas mayores sanas, 35 con deterioro cognitivo leve y otras 35 que padecían la misma patología pero que ya se habían sumado al primer Train the Brain. A todos se les realizó una resonancia magnética funcional para estudiar el volumen y el flujo sanguíneo en el cerebro y una muestra de sangre. Mi joven colaboradora Genni Desiato trabajó para analizar los indicadores de inflamación (por ejemplo, citoquinas, linfocitos T, microARN).

Algunos participantes también se sometieron[16] a una resonancia magnética con un escáner 7 Tesla, un dispositivo de nueva generación capaz de proporcionar imágenes

---

15. Train the Brain 2 se llevó a cabo en colaboración con el Instituto de Fisiología Clínica del CNR, la unidad operativa de Neurología del Hospital Universitario de Pisa, la Fundación Stella Maris y gracias a la financiación de la Fundación Pisa.

16. Los participantes fueron sometidos a imágenes de resonancia por el grupo de Michela Tosetti y Giovanni Cioni de la Fundación Stella Maris, junto con Paolo Bosco y Laura Biagi.

de muy alta resolución de los tejidos cerebrales. De esta forma fue posible correlacionar con precisión los niveles inflamatorios, el estado cognitivo y la función cerebral. Los primeros resultados parecen indicar, de acuerdo con los datos de la literatura, que quienes padecen déficits cognitivos tienen un nivel inflamatorio más alto que quienes están sanos. Por ello se inició un completo programa de entrenamiento para todos, que incluía ejercicios para mejorar la memoria, la imaginación, las habilidades léxicas, la lógica, además de un entrenamiento en el gimnasio y musicoterapia. Seguimos trabajando y cuantificando un amplio panel de marcadores del sistema inmunitario, correlacionándolos con el patrón de resonancia y con el perfil cognitivo de cada sujeto, sometido a entrenamiento o no. Buscamos biomarcadores específicos que puedan actuar como señal de alarma e identificar a las personas en riesgo lo antes posible.

## Seis estrategias para la juventud cerebral

Además de los resultados positivos, quisiera subrayar algunos elementos. En primer lugar, por primera vez en investigaciones de este tipo se ha dado especial importancia a los aspectos sociales, un componente esencial para el bienestar cerebral, pero que a menudo se subestima. Gracias a estudios ya publicados, se sabe que las personas mayores que viven solas tienen marcadores inflamatorios más elevados que aquellas que tienen contacto frecuente con familiares, parientes y amigos. También se destacó que la actividad motora, que ya es en sí misma un aliado válido contra el deterioro cognitivo, se vuelve aún más eficaz si se lleva a cabo en un contexto social.

En el trabajo publicado por el CNR en 2017, se informa de que la combinación de entrenamiento cognitivo y ejercicio físico es eficaz para reducir el deterioro cognitivo y la pérdida de volumen de materia gris, así como para mejorar los parámetros cognitivos, sólo si el entrenamiento se realiza en un contexto social.

Estudios como los que hemos realizado corroboran la idea de que no estamos simplemente a merced de un guion genético heredado, en el que ya todo está escrito y predeterminado por las finas hebras del ADN, sino que somos, si no dueños de nuestro destino, al menos capaces de influir en su curso.

De nuestros protocolos es posible extraer las seis estrategias fundamentales para mantener el cerebro en forma:

- Estimulación mental.
- Movimiento.
- Nutrición apropiada.
- Vida social.
- Relajación.
- Sueño.

El ejercicio y el entrenamiento cognitivo son especialmente poderosos cuando se combinan con una dieta de alimentos saludables para el cerebro. Así lo demuestra el estudio finlandés FINGER,[17] que implicó a participantes

---

17. FINGER es el acrónimo de Finnish Geriatric Intervention Study to Prevent Cognitive Impairment and Disability, es decir: «Estudio fin-

de entre sesenta y setenta y siete años y los dividió en dos grupos. En uno, los voluntarios realizaron diversos tipos de ejercicios (aeróbicos, de fuerza, de equilibrio), entrenamiento cognitivo y siguieron una dieta saludable. En el otro, sin embargo, sólo recibieron consejos de salud generales. Después de dos años, los primeros habían mejorado sus capacidades cognitivas, mientras que los segundos no habían observado ninguna mejora.

Los próximos capítulos estarán dedicados a estrategias para mantener el cerebro en forma y protegerlo de la inflamación y el deterioro cognitivo. Son sugerencias válidas para todas las edades y útiles en el día a día.

landés de intervención geriátrica para prevenir el deterioro cognitivo y la discapacidad».

# IV

# SIEMPRE APRENDIENDO

Nuestras neuronas comienzan a formarse en la vida prenatal: nacen a cientos cada día, hasta que, hacia el final del desarrollo intrauterino, comienzan a generarse sinapsis. Es como un florecimiento que ocurre antes de que nazcamos. Y las sinapsis siguen floreciendo incluso después de nacer, durante toda nuestra vida.

«Hay que seguir pensando», dijo Rita Levi-Montalcini. Cada vez que razonamos y aprendemos algo nuevo, las sinapsis florecen. Como nos recuerda Eric Kandel, uno de los padres de la neurociencia moderna, «somos lo que somos en virtud de lo que hemos aprendido y recordado».

## El florecimiento de las sinapsis

El número de sinapsis alcanza su punto máximo en la infancia, alrededor de los dos o tres años, y por eso se dice que el cerebro de los niños es similar a una esponja, porque pueden absorber mucha información en la fase en la que el florecimiento de las sinapsis es máximo. ¿Y luego qué pasa? Llegado un momento hay que regular las sinapsis, como si fueran un gran arbusto que sigue creciendo hasta que interviene el jardinero y dice: «Está bien, basta, vamos a darle forma a toda esta floración».

Se inicia entonces un proceso de acabado, que en inglés llaman *pruning*, «poda», y se eliminan las sinapsis sobrantes. Sólo quedan las funcionales, que permiten la formación y estabilización de los circuitos en el cerebro.

El proceso continúa hasta el final de la adolescencia: hasta los veintidós o veintitrés años, las niñas y los niños se dedican de lleno a la eliminación y reposición de las sinapsis. Pero ¿cómo se decide qué sinapsis se deben podar y cuáles conservar? Como es de esperar, se eliminarán aquellas que menos se utilicen, cumpliendo la regla de «úsalo o piérdelo». Las operaciones de poda permiten la formación de circuitos que conectan una parte del cerebro con otra de manera muy clara. Es como si hubiera una gran pradera y poco a poco se asfaltara un camino, luego otro, y las sinapsis se fortalecieran: estas sinapsis formarán la base para la formación de los circuitos que se mantendrán en la edad adulta. Ésta es una de las razones por las que, precisamente durante la adolescencia, es importante no confundir al cerebro con el abuso de alcohol o sustancias estupefacientes, porque estas interferencias influyen negativamente en el compromiso crucial del príncipe de los órganos: construir circuitos que conservaremos para el resto. de nuestros años.

A lo largo de la vida, el número de conexiones entre neuronas sigue variando. Las sinapsis aumentan y disminuyen, en un proceso que nunca se detiene. En particular, cada vez que aprendemos, estudiamos, escuchamos una pieza musical, miramos un cuadro, desarrollamos una estrategia, en nuestro cerebro florecen nuevas sinapsis o se fortalecen las preexistentes.

Las espinas dendríticas constituyen la parte receptora de la sinapsis: son hermosas protuberancias que se forman en la dendrita de la neurona y son extremadamente dinámicas: crecen, se retraen, aumentan de tamaño. Cuando aprendemos, las sinapsis pasan por un proceso de fortalecimiento: las espinas se vuelven más grandes porque tienen que acomodar más receptores. Con más sensores, la estructura se vuelve más eficiente.

Por tanto, cuando aprendemos, las sinapsis aumentan y su eficacia se incrementa. Un aspecto curioso es que este fenómeno es visible con técnicas de neuroimagen y se manifiesta más claramente para nosotros los neurocientíficos en las áreas del cerebro responsables de una función concreta. Es muy famoso el caso de los taxistas de Londres, que tienen un hipocampo más grande que la media, porque es la estructura implicada en el almacenamiento de las señales espaciales y su recuperación: los taxistas tienen un hipocampo más grande precisamente porque es una de las áreas más activas de su cerebro, como consecuencia de la necesidad de orientarse en la ciudad.

## Memorizamos mejor cuando nos emocionamos

El hipocampo no es sólo la parte del cerebro responsable de mantener la información espacial, sino que también es la estructura encargada de almacenar todo tipo de información.

Entre otras cosas, conviene recordar que el hipocampo está fuertemente conectado con otra área del cerebro, la amígdala, una pequeña estructura con forma de almendra situada en la parte más interna del cerebro y considerada el centro de las emociones. Cuando nos emocionamos, la amígdala comienza a enviar señales que llegan al hipocampo, que mejora en la recopilación y el almacenamiento de información. Por eso, cuando leemos o estudiamos algo que realmente nos apasiona, el tema en cuestión se consolida en nuestra memoria con mucha más facilidad. Mientras que cuando nos dedicamos a cosas que no nos afectan y no tienen connotaciones emocionales, la información queda menos arraigada.

Otro descubrimiento, publicado recientemente, es que la capacidad de retener información también está regulada por la serotonina, llamada hormona o neurotransmisor de la felicidad.[18]

En cuanto a la memoria, se sabe que la transmisión mediada por la serotonina nos hace capaces de aprender mejor.

El principal desafío para los profesores es poder transferir emociones, no sólo datos, a los estudiantes, porque esto les ayuda a retener información dentro de su hipocampo y luego transferirla a almacenes seguros ubicados en la corteza cerebral.

---

18. La serotonina es el neurotransmisor deficiente durante la patología depresiva y cuya concentración, alrededor de las sinapsis, aumenta con los fármacos antidepresivos.

## La paradoja de los ignorantes

Hoy en día nos vemos abrumados por un exceso de información que impacta las funciones de nuestro cerebro. Antaño se podía decir que la ignorancia se debía a la falta de conocimiento, mientras que ahora tenemos tal cantidad de input a nuestra disposición que nos ahogamos en él.

Sabemos muy bien que esto genera algún tipo de confusión. Navegar por Internet de un sitio a otro, pasar de LinkedIn a Facebook y recopilar datos a muy alta velocidad impiden los procesos de consolidación de la información. Nuestro cerebro no tiene tiempo para seleccionar la correcta: es como si hubiera un enorme ruido de fondo que no nos permite identificar la información que necesita ser aislada de las demás, evaluada y consolidada en nuestra mente.

Cuando leemos cosas que no sabíamos, se activa la corteza cingulada anterior, que a su vez activa el resto de la corteza, generando una sensación de placer. Nuestro cerebro es curioso y eso es hermoso. Sin embargo, para interiorizar la información necesitamos tiempo, para lograr que los nuevos datos entren en contacto con otra información ya almacenada en nuestra cabeza, vinculándose a éstas a través de relaciones de causa y efecto. No es un proceso sencillo, de hecho, muchas veces preferimos quedarnos en la superficie en lugar de profundizar en los temas, como deberíamos hacer. También surgen una serie de problemas.

Nuestra capacidad para controlar el entorno que nos rodea está ligada al conocimiento de las cosas. Cuando nos damos cuenta de que no las conocemos, sentimos una sensación de malestar que preferimos, si es posible, evitar.

La paradoja de la ignorancia se resume en el efecto Dunning-Kruger, una distorsión cognitiva por la que quienes no saben tienden a sobreestimar su propio conocimiento y subestimar el conocimiento de los demás. Aquí está entonces la arrogancia del no experto que se burla del experto, del sabelotodo que, en lugar de intentar ampliar su propia cultura, intenta socavar la credibilidad del científico, el periodista o el filósofo.

Fueron los psicólogos estadounidenses David Dunning y Justin Kruger quienes, en los años noventa, iniciaron una serie de experimentos con estudiantes matriculados en los primeros años de los cursos de psicología de la Universidad de Cornell. Relacionaron, en un gráfico, autoestima y competencia, dándose cuenta de que las personas que tienen menos experiencia, menos conocimientos, tienen una autoestima muy alta. A medida que aumenta la competencia, la autoestima cae, colapsando drásticamente en individuos con un alto nivel educativo, porque lo que crece es la conciencia de no saber. Éste es el punto crucial, porque en este punto necesitamos avanzar y seguir acumulando conocimiento y experiencia: luego, en el gráfico de Dunning-Kruger podemos ver que la autoestima comienza a subir, sin llegar nunca, sin embargo, a los niveles de las personas ignorantes.

Platón hace decir a Sócrates durante su proceso: «Sólo sé que no sé nada». Es una de las tesis más famosas de la historia de la filosofía, la *docta ignorantia*. Nuestro Sócrates, en el Areópago, próximo a la sentencia de muerte, confiesa su condición de ignorancia ante la inmensidad de las cosas cognoscibles. Al fin y al cabo, «quien tiene imaginación y comprensión está lleno de dudas e indecisiones», como decía Bertrand Russell. Charles Darwin también señaló que «la ignorancia genera confianza más a menudo que el conocimiento».

Es difícil hoy no caer en la paradoja de los ignorantes. La tentación de considerarse un experto en un tema después de un poco de lectura, quizá superficial, realizada en Internet siempre está a la vuelta de la esquina.

Especialmente en la sobrecarga de datos de los tiempos contemporáneos, nuestro esfuerzo debe ser discriminar la información para poder discernir cuál es fiable y cuál no. No es fácil, pero ya sería importante que cada uno de nosotros nos pusiéramos, por ejemplo, en condiciones de sortear lo que se llama «sesgo de confirmación», un fenómeno cognitivo mediante el cual seleccionamos la información que sustenta nuestras ideas, que encaja a la perfección con lo que tenemos en mente, mientras eliminamos aquella que contradice nuestras creencias.

El trabajo que podemos hacer por nuestra inteligencia es evitar tomar en consideración sólo la información que nos es útil y ampliar nuestra visión crítica.

El cerebro tiene sus propias reglas internas, pero comprender las pequeñas distorsiones en su funcionamiento puede ayudarnos a aprender, ascender en la curva de Dunning-Kruger y adquirir una autoestima que refleje conocimiento y no falta de conocimiento.

## El gimnasio del cerebro

Hay evidencia de que cuanto más entrenamos el cerebro, y cuanto antes empezamos a hacerlo, más creamos una barrera contra el envejecimiento. Ya a partir de los treinta años las neuronas mueren a un ritmo incesante. Una autodestrucción inevitable, pero no trágica si nos comprometemos a cultivar la curiosidad. Más que el número de neuronas, lo decisivo es la cantidad y eficacia de las sinapsis. Y podemos formar nuevas conexiones en cualquier momento, aprovechando el talento plástico del cerebro. Sin embargo, si nos volvemos perezosos, el cerebro literalmente se atrofia.

Cada nuevo conocimiento nos cambia físicamente y aumenta la reserva cognitiva, la reserva de recursos acumulados con el tiempo por el cerebro. Las personas que llevan una vida mentalmente activa poseen ese tesoro a su disposición y parecen tener un menor riesgo de desarrollar demencia senil.

Cada ejercicio cognitivo, incluso uno simple, como leer un artículo de periódico y comentarlo con un amigo, tiene el poder de dejar una huella en el cerebro. Permanece ahí y constituye nuestra bóveda cerebral, que siempre puede enriquecerse, a cualquier edad, mediante el aprendizaje, viviendo nuevas experiencias y desafiándonos. Nunca es tarde para empezar.

Muchas personas llegan a una edad venerable con la misma claridad de siempre. El pintor Tiziano trabajó hasta los noventa y nueve años, mientras que Francisco de Goya, a los ochenta, experimentaba con nuevas técnicas litográficas.

Gioachino Rossini compuso la *Petite messe solennelle* a los setenta y un años y a los ochenta y siete Pablo Picasso fue protagonista de una explosión creativa: en apenas unos meses realizó 347 grabados. Por no hablar de Rita Levi-

Montalcini, que siendo centenaria nunca dejó de dar conferencias.

El entrenamiento cognitivo de esas personas excepcionales fue trabajo suyo. Pero incluso aquellos que se jubilan deberían hacer todo lo posible para no jubilar su cerebro.

La clave del entrenamiento cognitivo es la variedad. Así como el programa de entrenamiento físico ideal combina actividad aeróbica y ejercicios para potenciar la fuerza, el mejor entrenamiento cerebral debe involucrar todas las áreas del cerebro, con pasatiempos como leer, jugar a las cartas, ir a una exposición, escuchar un concierto.

## Para los mayores, ¿crucigrama o móvil?

Se cree que una de las formas más populares de entrenar la mente es completar el clásico crucigrama o probar un Sudoku. Los resultados de dos estudios publicados en el *International Journal of Geriatric Psychiatry*, en los que participaron más de 1000 ancianos, demostró que los sujetos que se dedicaban a los rompecabezas obtenían mejores puntuaciones en pruebas de atención, razonamiento y memoria. En realidad, el aprendizaje sirve más que los crucigramas para aumentar la reserva cognitiva. Por ejemplo, utilizar un nuevo dispositivo tecnológico, desde la *tablet* o el teléfono móvil, o una aplicación en el móvil es un buen entrenamiento cognitivo, porque obliga a actualizar tus patrones mentales, a pensar diferente, a ser fluido y flexible.

Un ejercicio quizá un poco exigente, pero sin duda muy válido, es el estudio de una lengua extranjera. Al contrario de lo que comúnmente se cree, la edad no es un obstáculo. Aunque los niños aprenden un idioma más rápido que los adultos, puedes probar otro idioma incluso después de los sesenta y cinco años, y obtendrás excelentes resultados.

Según un estudio publicado en *The Journal of Neuroscience*, para aprender cualquier idioma es necesaria una amplia activación de ambos hemisferios cerebrales: el izquierdo entra en juego sobre todo al hablar, el derecho al comprender un texto escrito y al escuchar. Una formación compleja y completa, podríamos decir.

Diversas investigaciones también han destacado que las personas que pueden expresarse con fluidez en dos idiomas tienen mayor flexibilidad y agilidad mental que aquellas que hablan un solo idioma. Y parecen disfrutar de cierta protección contra el riesgo de desarrollar demencia.

## Libros, magia para la mente

La lectura es magia para la mente. Los libros nos hacen viajar en el tiempo, nos llevan a lugares lejanos, nos hacen experimentar el pensamiento de otras personas. Umberto Eco escribió esta maravillosa consideración: «Quien no lee, a los setenta años habrá vivido una sola vida: la suya. Quien lee habrá vivido cinco mil años: estuvo allí cuando Caín mató a Abel, cuando Renzo se casó con Lucía, cuando Leopardi admiró el infinito… Porque leer es una inmortalidad hacia atrás».

La lectura puede reducir el deterioro progresivo relacionado con la edad y proteger la memoria y la función cognitiva. Un gran estudio publicado en 2020, en el que participaron 1962 adultos mayores monitorizados durante catorce años, encontró que quienes leían una o más veces por semana tenían menos probabilidades de experimentar deterioro cognitivo que quienes no leían.

La lectura parece estar asociada a un menor riesgo de demencia y alzhéimer, como se desprende de una investigación realizada en 2018 entre 15 582 personas de sesenta y cinco años o más.

Para los adultos, pero especialmente para los niños, también es importante comentar y discutir con los demás lo que han leído. Desde temprana edad, los libros potencian las capacidades intelectuales.

Un estudio de 2013 con 21 participantes de entre diecinueve y veintisiete años documentó que leer una novela aumenta la comunicación entre las áreas del cerebro que controlan el procesamiento del lenguaje y crea cambios a largo plazo en la corteza somatosensorial, la parte del cerebro que procesa la información sensorial.

## Música que cura

Asistir a teatros, conciertos y exposiciones también le da un impulso extra al cerebro. Las actividades culturales enriquecen y son intelectualmente estimulantes, especialmente cuando el aprendizaje se integra a la experiencia mediante la investigación de las obras y los artistas.

En un estudio de 2018, un grupo de investigadores examinó datos de 3445 adultos mayores que habían estado bajo observación durante más de diez años. Los resultados indicaron que asistir a una galería de arte, museo o teatro varias veces al año se asociaba a una menor disminución de la memoria y de la fluidez semántica.

El efecto beneficioso del cine, sin embargo, es menos evidente en la investigación. Sin embargo, según una investigación publicada en *The British Journal of Psychiatry*, las películas serían útiles para mantener a raya la depresión, que apaga los pensamientos, la creatividad y el espíritu de iniciativa.

Hay que reservar un espacio aparte para la música, ya sea rock, jazz o clásica, y no sólo porque sea una creencia común que escuchar tu melodía favorita mejora tu estado de ánimo. Las notas estimulan circuitos neuronales específicos. Investigadores del Instituto Tecnológico de Massachusetts los identificaron en un estudio publicado en *Neuron* en el que habían observado el cerebro de 10 personas mientras escuchaban una muestra de 165 sonidos y en el que habían analizado, mediante la técnica de resonancia magnética, las áreas activadas dentro de la corteza auditiva.

El ritmo, por otro lado, sería una de las claves del tratamiento de las personas con párkinson: los pacientes pueden, por ejemplo, utilizar una secuencia rítmica fuerte para iniciar y cronometrar sus movimientos. Y normalmente, al hacerlo, obtienen mejoras en la velocidad, la cadencia y la longitud de la zancada. En el libro *Despertares*, escrito por el neurólogo Oliver Sacks en 1973, en ocasiones era precisamente el ritmo musical lo que liberaba a los individuos de su inmovilidad. «Con la aparición del párkinson, sus movimientos se habían vuelto rígidos, mecánicos, como los de un robot o una muñeca», escribe el autor sobre una paciente, observando que «el poder de la música para integrar y curar, para liberar al parkinsoniano y darle libertad mientras dura, es bastante fundamental y se puede ver en cada paciente».

La música también puede estimular la memoria en personas con demencia, ayudándolas a mantener el sentido de sí mismos. Como las melodías activan áreas y vías neuronales en diferentes partes del cerebro, es más probable que los recuerdos asociados a la música sobrevivan en el desierto creado por la enfermedad.

También se ha demostrado que las notas promueven respuestas emocionales en el deterioro cognitivo. En un estudio de 2009, Lise Gagnon, investigadora de la Universidad de Sherbrooke en Quebec, y sus colegas pidieron a 12 pacientes de alzhéimer y 12 individuos sanos que juzgaran las connotaciones emocionales de varias piezas musicales. Pues bien, resultó que, a pesar de alteraciones significativas en varias áreas del cerebro, los participantes afectados por la patología eran tan precisos como los demás.

Algunos neurocientíficos han estudiado los efectos de la musicoterapia, tanto pasiva (escuchar) como activa (bailar, cantar, aplaudir), en pacientes que padecen demencia. Cuando el tratamiento funciona, reduce la agitación que conduce a deambulaciones y arrebatos vocales y fomenta la cooperación y la interacción con los demás. También puede ayudar a quienes la padecen a dormir mejor y promover el bienestar emocional.

Cada uno trabaja como quiere y puede, lo importante es no pasar los días haciendo siempre lo mismo, siguiendo una rutina habitual sin estímulos.

Está bien participar en juegos de mesa, desde el *Trivial Pursuit* hasta el *Monopoly*, o jugar a las damas o al ajedrez, en los que debes planificar tus movimientos en relación con los de tu oponente. Los juegos con barajas de cartas son excelentes.

El *bridge* es especialmente útil porque requiere diversas habilidades, incluidas la memoria, la visualización y la secuenciación. Existe evidencia de que jugar con regularidad podría tener un impacto positivo en la salud del cerebro. Según investigaciones recientes, las personas de setenta años que suelen jugar a las cartas o al ajedrez obtienen puntuaciones más altas en pruebas de memoria y pensamiento.

Y quien pueda, que viaje, porque hacerlo llevas sangre fresca al cerebro. Experimentar diferentes lugares, colores, sonidos e incluso olores mejora la plasticidad cerebral y contribuye a la formación de nuevas conexiones. Es como si el entorno desconocido despertara al cerebro, obligándonos a desactivar el piloto automático que suele guiarnos en espacios conocidos y cotidianos. Lo importante es salir de la zona de confort y abrazar nuevas experiencias.

## Cultivar la inteligencia emocional

Hasta ahora he escrito sobre inteligencia cognitiva. Pero creo que podemos y debemos entrenar también la inteligencia emocional, ligada a la capacidad de reconocer, comprender y gestionar de manera consciente las emociones propias y ajenas.

El psicólogo estadounidense Daniel Goleman definió sus características fundamentales en su *bestseller* de 1995, *Inteligencia emocional. Hay cinco:*

- Autoconciencia (la capacidad de producir resultados reconociendo las propias emociones).
- Autodominio (la capacidad de utilizar los propios sentimientos con un propósito).
- Motivación (la capacidad de descubrir la verdadera y profunda razón que impulsa la acción).
- Empatía (la capacidad de sentir a los demás al entrar en un flujo de contacto).
- Habilidad social (la capacidad de estar junto con otros y tratar de comprender los movimientos que ocurren entre las personas).

Desarrollar estas características no sólo es fundamental para tener una vida social brillante, sino también para vivir un proceso de aprendizaje más efectivo.

Podemos mejorar la inteligencia emocional si observamos nuestras reacciones ante los acontecimientos cotidianos, si adquirimos el hábito de nombrar las emociones, si prestamos atención a cómo traducimos una emoción en comportamiento y observamos el efecto que producimos en los demás.

La emocionalidad ha sido descuidada durante mucho tiempo en la historia del pensamiento, quizá debido a la perpetuación del llamado «error de Descartes», como argumentó el neurocientífico portugués António Damásio. Los sentimientos y la razón se mantuvieron drásticamente separados, según un principio que incluso en la investigación parecía inviolable.

*«Cogito ergo sum»* había postulado Descartes, «pienso, luego existo». No, las emociones y la razón no son polos opuestos, se complementan: «Pienso y siento, luego existo».

# V

# PERMANECER JUNTOS

Nuestro cerebro es emocional y sentimental. Y necesita a los demás.

En la era digital estamos conectados como nunca en la historia de la humanidad, sin embargo, muchas personas experimentan una condición de desconexión que era desconocida en las comunidades más pequeñas, en los pueblos y en los barrios del pasado.

La soledad es una «epidemia creciente», según Vivek Murthy.[19] En su libro *Juntos*, recopiló en todas partes, en su país y en el extranjero, historias de personas que se sienten solas: niños, adolescentes, padres, personas mayores…

---

19. Desde 2021, Vivek Murthy es cirujano general de Estados Unidos, cargo institucional que designa al jefe ejecutivo del Cuerpo Comisionado del Servicio de Salud Pública, un equipo de profesionales altamente cualificados que se ocupa de la salud pública. Murthy ya había ocupado este cargo durante la administración Obama entre 2014 y 2017.

Murthy está convencido de que la soledad es un problema de salud pública, una causa que contribuye al alcoholismo, la drogadicción, la depresión, la ansiedad, la fuerza impulsora detrás del sentimiento de división y polarización en nuestra civilización.

Sucede porque nuestro deseo innato es participar en la comunidad, crear vínculos duraderos con los demás, ayudarnos unos a otros. Estamos mejor juntos.

## La soledad, un factor tan de riesgo como fumar

Puedes sentirte sólo incluso cuando estás rodeado de mucha gente o cuando mantienes relaciones con amigos virtuales que conoces en las redes sociales. La soledad se instala en el interior y no es sólo una experiencia desagradable a nivel psicológico, sino un mal que se vuelve físico.

Por lo general nos hacen pensar que la obesidad, el sedentarismo y el tabaquismo son factores de riesgo de muchas enfermedades crónicas, y a veces no nos damos cuenta de lo más obvio: no compartir las realidades de la vida con otros seres humanos enferma. De hecho, parece influir en la esperanza de vida.

Tras su investigación, John Cacioppo, un neurocientífico de Chicago, escribió en un editorial en *The Lancet* que la soledad aumentaría las posibilidades de muerte prematura hasta en un 26 %. Otro estudio llegó a conclusiones similares, según las cuales la soledad se asocia a una reducción de años de vida similar a la que provoca fumar 15 cigarrillos al día.

Por el contrario, una investigadora de Harvard, Claudia Trudel-Fitzgerald, encontró en una encuesta de 2019 que las mujeres más integradas socialmente tenían una esperanza de vida un 10 % más larga y tenían un 41 % más de probabilidades de vivir hasta los ochenta y cinco años o más.

Nuestra necesidad de socializar parece ser tan fundamental como la de alimentarnos. Como humanos, no tenemos defensas formidables, no somos la especie más fuerte ni la más rápida y, sin embargo, hemos tenido un éxito sorprendente. Gracias a nuestra inteligencia y capacidad de establecer relaciones con nuestros pares. La cooperación también afecta a otras especies animales, pero los humanos la hemos llevado al nivel más alto al crear familias, comunidades, estados y organismos supranacionales.

Investigadores del Instituto Tecnológico de Massachusetts (MIT, por sus siglas en inglés) implicaron a 40 participantes y los sometieron a dos sesiones de experimentos de diez horas de duración cada una: en una los privaron de comida, en la otra los mantuvieron aislados, sin ningún tipo de contacto social. En ambos grupos compararon las respuestas del cerebro a la proyección de imágenes de alimentos, de personas que interactuaban entre sí o de imágenes neutras, como flores, y utilizaron la técnica de resonancia magnética funcional. Todo ello sin contacto con otras personas, lo que obligó a los investigadores a instruir a los sujetos para que entraran en la máquina de resonancia magnética de manera independiente.

Pues bien, los resultados, publicados en la prestigiosa revista *Nature Neuroscience*, nos permitieron concluir que el aislamiento podría ser comparable al estrés por ayuno.

Cuando los sujetos socialmente aislados vieron fotografías de personas que interactuaban entre sí, se activó en sus cerebros una «señal de antojo» similar a la producida en aquellos expuestos a imágenes de comida después del ayuno. Por otra parte, desde una perspectiva evolutiva, tanto el aislamiento como la desnutrición constituyen amenazas a la supervivencia.

Pero ¿cómo afecta la soledad al cuerpo? De nuevo vuelven las consideraciones sobre los estados inflamatorios sistémicos. Estar solo aumenta el estrés crónico. Como consecuencia, se produce un aumento de los niveles de cortisol. La hormona, cuando se produce en exceso, tiene un efecto perjudicial sobre los procesos cognitivos y también puede desempeñar un papel en el aumento de la inflamación. La neuroinflamación, como ya hemos visto, está relacionada con la depresión, pero también con el deterioro cognitivo.

## Los lazos sociales, nuestra salvación

En los últimos años, los investigadores han intentado indagar sobre el impacto de la sociabilidad y de su ausencia en el cerebro, aunque no es un parámetro fácil de medir. Una primera observación es que las personas solitarias experimentan pérdidas cognitivas con mayor rapidez. Así lo destacó, entre otros, un importante estudio que siguió a más de 8300 personas mayores de 65 años de edad durante doce años (publicado en el *International Journal of Geriatric Psychiatry*). Y en la investigación más extensa realizada sobre el tema hasta la fecha, que involucró a personas Florida durante diez años, se descubrió que la soledad aumenta el riesgo de demencia en un 40 %. Se ha visto que las personas mayores que salen con poca gente o no salen con nadie tienen alteraciones en la beta-amiloide, la proteína del alzhéimer.

Por el contrario, las interacciones sociales pueden proteger contra el envejecimiento y la neurodegeneración: el resultado de los estudios nos dice que las personas con vínculos fuertes tienen menos probabilidades de sufrir un deterioro cognitivo (esto lo confirma, entre otras cosas, una revisión de 39 estudios publicados en 2017 en *Systematic Reviews*). No es casualidad que numerosos datos indiquen que el aislamiento social y el sentimiento de soledad se correlacionan por sí mismos con parámetros de inflamación alterados.

Esto también lo demuestra una encuesta histórica realizada por la Universidad de Harvard, el Estudio Grant. Entre 1938 y 1944, los científicos observaron lo que les sucedía a 268 estudiantes universitarios que parecían destinados al éxito, en temas que iban desde la salud hasta las amistades. Entre otros, estaban el futuro presidente estadounidense John Fitzgerald Kennedy y Ben Bradlee, que más tarde dirigió el *Washington Post* durante el escándalo Watergate. El objetivo era seguirlos durante unos veinte años, pero la investigación continuó más tiempo, con las personas que sobrevivieron, durante unos buenos setenta y cinco años.

Al comparar los datos a lo largo de décadas, los investigadores concluyeron que la clave para una existencia feliz son las relaciones emocionales. El amor y la amistad te hacen envejecer bien. El psiquiatra Robert Waldinger, que se hizo cargo del estudio en este tercer milenio, afirmó en su popular charla TED: «Cuando reunimos todo lo que sabíamos sobre ellos a los cincuenta años, no eran sus niveles de colesterol los que predecían cómo envejecerían. Era lo satisfechos que estaban con sus relaciones. Las personas que estaban más satisfechas con sus relaciones a los cincuenta años eran las más sanas a los ochenta».

Doblemente ligada a la soledad está la depresión, ese «mal de la vida» descrito por Eugenio Montale en sus versos, cuyo telón de fondo es el paisaje de Liguria, el mar, los limones y las soñolientas tardes de verano. Cuando estás deprimido, el volumen de algunas regiones del cerebro disminuye, como el hipocampo, el tálamo, la amígdala, la corteza prefrontal. Pero este estrechamiento, cuyo alcance está relacionado con la gravedad y la duración de la enfermedad, puede ser reversible con psicoterapia o tratamientos farmacológicos.

Un estado de ánimo sombrío también aumenta la neuroinflamación, como he escrito en páginas anteriores.

Y cuanto más tiempo permanece deprimida una persona, más significativa se vuelve la inflamación del cerebro. Como observaron algunos científicos canadienses (*The Lancet Psychiatry*, 2018), las personas deprimidas que no habían sido tratadas durante más de diez años tenían, en comparación con las tratadas en una fase temprana, una mayor activación de la microglía, visualizada por PET (tomografía por emisión de positrones, una técnica medica nuclear), una clara indicación de inflamación cerebral.

## ¿Cuántos amigos necesitamos?

Nos preguntamos cuántos amigos necesitamos para proteger nuestro cerebro y nuestra salud. Robin Dunbar, un psicólogo evolutivo inglés, es conocido por su teoría de que la mayoría de las personas pueden tener alrededor de 150 relaciones bastante significativas. Tantas como las que había en las primeras comunidades humanas de cazadores-recolectores.

Dunbar afirma que la mente humana, en promedio, puede mantener 150 amigos, que son las personas que invitas a grandes eventos, con las que te relacionas al menos una vez al año. Los amigos íntimos son otro asunto: la mayoría tiene un círculo de 15, más o menos: las personas con las que vas a cenar o compañeros cercanos. Dentro de ese grupo existe el círculo más íntimo, con alrededor de 5 amigos, es decir, aquellos en quienes puedes confiar en momentos de necesidad. Importan mucho, pero mucho más que los contactos superficiales y las amistades virtuales. Pocos pero buenos, como dice el viejo refrán.

La soledad puede afectar a todos, adolescentes, adultos, personas mayores. Pero, según las estadísticas, ciertamente está más presente en la vejez, cuando uno ya no está ocupado con el trabajo y quizás algunos familiares o amigos comienzan a irse, dejando un vacío difícil de llenar. En el protocolo desarrollado por el CNR de manera específica para frenar el deterioro cognitivo de las personas mayores, por primera vez en estudios de este tipo se dio especial importancia a los aspectos sociales, con resultados extraordinarios.

Una buena idea para salir del caparazón, válida para cualquier persona, podría ser cultivar las aficiones uniéndonos a un grupo o a un club. El voluntariado también es una excelente opción, porque los seres humanos necesitamos sentirnos útiles y apreciados.

Hoy en día, los ordenadores e Internet han ampliado nuestro mundo. Y los usuarios de más rápido crecimiento en las redes sociales son los mayores de setenta y cinco años.[20]

Los avances tecnológicos parecen haber tenido resultados mixtos. Algunas pruebas sugieren que la tecnología ha ayudado a preservar las conexiones sociales, otras dicen que en realidad ha aumentado la soledad.


## Iniciativas en el Reino Unido y en Japón

La soledad es un problema tanto personal como social. Por este motivo, algunos países están implementando diversos proyectos para frenar el fenómeno. Entre los pioneros se encuentra el Reino Unido, donde en 2018 se estableció el Ministro de la Soledad: por primera vez en el mundo, se encargó a una figura institucional abordar esta condición que socava la salud pública.

En colaboración con los gobiernos locales y el Servicio Nacional de Salud, se han creado proyectos destinados a

---

20. En concreto, según una encuesta del Pew Research Center, un centro de investigación con sede en Washington, aproximadamente el 73 % de las personas mayores utilizan Internet hoy en día, mientras que en el año 2000 sólo lo utilizaba el 14 %. Y el 40 % de quienes lo utilizan pasan algún tiempo en al menos una red social.

mitigar el aislamiento en decenas de ciudades. Un ejemplo es Shared Lives, un programa de viviendas compartidas que une a jubilados solteros con estudiantes universitarios. Otro es el Men's Shed, que ha abierto más de 400 talleres donde hombres jubilados o desempleados realizan juntos tareas de carpintería y de reparación de productos electrónicos, entre otras actividades. No faltan servicios que involucran a inmigrantes, como Host Nation, que tiene como objetivo crear una relación de conocimiento y amistad entre un refugiado y un voluntario que viven en el mismo barrio. E incluso los bomberos han sido capacitados para inspeccionar viviendas no sólo para promover la seguridad contra incendios, sino también para detectar y reportar casos de aislamiento social.

Otro enfoque interesante son los hogares de ancianos intergeneracionales. El concepto surgió por primera vez en la década de 1970 en Japón, donde se creó una instalación que combinaba una residencia para personas mayores y una guardería. Los abuelos y los niños están juntos, para conocerse, ayudarse, aprender unos de otros. La idea se ha extendido a Australia, Singapur, Estados Unidos y, más recientemente, al Reino Unido. Son lugares extraordinarios donde compartir, donde cada día se trabaja para romper barreras y estereotipos, con grandes beneficios para todos.

# VI

# *MINDFOOD*

No hay actividad intelectual que pueda desarrollarse sin el apoyo de la nutrición, dado que el cerebro es un motor que funciona día y noche. Las densas redes de vasos sanguíneos que lo recorren suministran sangre de manera continua, de modo que no falten suministros de oxígeno y glucosa, que son esenciales para obtener energía dentro de las células.

Con una voracidad superior que la de cualquier otro órgano, el cerebro absorbe alrededor del 20 % de la energía total que gastamos en reposo. De esta cantidad, la mitad o más, hasta el 80 %, se utiliza para conducir señales a lo largo de las vías nerviosas y las sinapsis, mientras que el resto se destina al mantenimiento ordinario y extraordinario de las estructuras cerebrales.

Pero ¿hay alimentos que sean mejores que otros para promover la función mental y combatir la inflamación y el deterioro cognitivo? En los últimos años se han acumulado diversas evidencias según las cuales una correcta alimentación es potencialmente capaz de frenar el envejecimiento de nuestro cerebro y prevenir enfermedades neurodegenerativas como el alzhéimer.

## La dieta para la mente

En 2015, investigadores del Centro Médico de la Universidad Rush de Chicago desarrollaron un programa nutricional con el objetivo de mantener joven el cerebro y prevenir enfermedades neurodegenerativas. Se trata de la dieta MIND, que significa «mente» en inglés, pero que también es el acrónimo de la combinación de regímenes en la que se inspira: Mediterranean-DASH Intervention for Neurodegenerative Delay.

De hecho, la dieta MIND nació como un híbrido entre la dieta mediterránea y la dieta DASH, formulada hace años para combatir la hipertensión: ambos modelos han demostrado reducir el riesgo de enfermedades cardiovasculares, como los ataques cardíacos y los ictus, así como la demencia.

Los científicos de Chicago plantean la hipótesis de que la dieta MIND reduce el estrés oxidativo y la inflamación crónica. Y los resultados de las investigaciones realizadas hasta ahora son alentadores. Un estudio publicado en la revista *Alzheimer's & Dementia* y realizado en más de 900 sujetos de cincuenta y ocho años o más, seguidos durante cuatro años y medio, demostró que el riesgo de padecer alzhéimer se reducía, en las personas que seguían el programa más o menos al pie de la letra, en un porcentaje de entre el 35 y el 53 %. Se trata de un estudio observacional, por lo que no puede demostrar una relación de causa y efecto, pero sigue siendo de gran interés; al igual que una investigación de 2019, según la cual la dieta MIND es eficaz para prevenir el deterioro cognitivo después de un ictus, y otra investigación que concluye que las personas mayores que han seguido este modelo dietético han sufrido un deterioro mental más lento, hasta el punto de que parecen cognitivamente más jóvenes, unos buenos siete años y medio en comparación con sus pares.

La dieta indica 10 alimentos especialmente beneficiosos y, aunque no se prescriben pautas rígidas, se dan indicaciones generales:

- Verduras de hoja verde (col rizada, espinacas y lechugas): al menos 6 raciones por semana.
- Todas las demás verduras sin almidón (calabaza, zanahoria e hinojo): una vez al día.
- Bayas (fresas, arándanos y frambuesas): al menos 2 veces por semana.
- Frutos secos (nueces, almendras, avellanas y cacahuetes): de 5 a 7 raciones semanales, rotando entre los distintos tipos.
- Cereales integrales (arroz integral, pasta integral y pan integral): 3 porciones al día.
- Pescados grasos (salmón, sardinas, trucha y caballa): al menos 1 vez a la semana.
- Legumbres (judías, lentejas y soja): al menos en 4 comidas cada semana.
- Aves (pollo o pavo): un par de veces por semana.
- Aceite de oliva virgen extra como condimento principal.
- Vino blanco o tinto: no más de una copa al día.

Los cinco alimentos que se deben consumir con precaución, por contener grasas saturadas y grasas trans, son:

- Mantequilla y margarina: menos de una cucharadita al día.
- Queso: menos de una vez por semana.
- Carnes (ternera, cerdo, cordero y productos elaborados con estas carnes, como jamón o embutido): no más de 3 raciones por semana.
- Frituras: menos de una vez por semana.
- Dulces (tartas, helados, galletas, *snacks* y dulces): no más de 4 veces por semana.

Debo señalar algunas discrepancias con los consejos de la comunidad científica. Por ejemplo, la Escuela de Medicina de Harvard en Boston permite el consumo de quesos frescos y sin grasa, como el requesón, de 1 a 2 veces por semana. En cuanto a las carnes rojas, las directrices italianas para una alimentación saludable recomiendan no más de una ración de 100 gramos por semana (equivalente a una loncha, una hamburguesa, de 4 a 5 trozos de guiso).[21]

Y luego está el tema del alcohol. En la dieta MIND se permite el vino tinto o blanco, siempre que no se exceda de un vaso al día, porque el alcohol parece actuar de una manera beneficiosa sobre el flujo sanguíneo, haciéndolo

---

21. Las «Directrices para una dieta italiana saludable» son publicadas por CREA, el Centro de Investigación en Alimentación y Nutrición, del Consejo de Investigación Agrícola y Análisis de la Economía Agrícola, (última revisión en diciembre de 2019). Las porciones son estándar, calculadas para una dieta de 2000 calorías para un omnívoro adulto sano.

más fluido y menos sujeto a coagulaciones potencialmente dañinas.

Pero sabemos que, en algunas personas, incluso un consumo moderado puede provocar adicción, y el abuso está relacionado con una lista muy larga de patologías, incluida la obesidad. En todo caso, cualquier tipo de alcohol queda excluido para las mujeres embarazadas, los niños y los adolescentes.

Un estudio muy amplio sobre los efectos del alcohol, realizado en 195 países y publicado en 2018 (Global Burden of Disease Study), ha llevado a parte de la comunidad científica a creer que el nivel de consumo de alcohol que minimiza los daños a la salud es cero, eliminando efectivamente la idea de que es aconsejable beber con moderación. Cada uno debería regularse, quizá eliminando el vino de la dieta MIND.

## El modelo mediterráneo
## y los estudios sobre la depresión

Hay que tener en cuenta un concepto muy importante. Para que el cerebro disponga de todos los nutrientes necesarios es fundamental que la dieta diaria sea completa y variada. La dieta mediterránea, pilar de la dieta MIND, está considerada una de las mejores del mundo, porque incluye todos los alimentos relacionados con la reducción de la neuroinflamación, entre los que destacan abundantes frutas y verduras, legumbres, cereales, pescado, aceite de oliva virgen extra y frutos secos como nueces y almendras.

También es una cuestión de proporciones. Muchas instituciones, incluidas las italianas, proponen el llamado «plato saludable» para orientarse en la mesa con una fórmula intuitiva. Se trata de una tabla desarrollada en la Universidad de Harvard para comer de manera equilibrada, ajustándose a ojo, según los principios de la dieta mediterránea. Imagínate el almuerzo o la cena como un plato grande:

- La mitad está compuesto por verduras y frutas, pero más verduras que frutas.
- Una cuarta parte está destinada a cereales y derivados (preferiblemente integrales o semi integrales).
- Una cuarta parte incluye proteínas, variando entre legumbres, huevos, lácteos, carne, pescado, pero también frutos secos si se incluyen en los platos.
- Hay que regar todo con agua, un litro y medio al día, y aliñar con especias y hierbas aromáticas, un poco de sal y aceite de oliva virgen extra.

El patrón dietético del *Mare nostrum* fue estudiado por primera vez por Ancel Keys, biólogo y nutricionista de la Universidad de Minnesota (Estados Unidos). Nacido en 1904 en Colorado Springs. Durante la Segunda Guerra Mundial recibió del Departamento de Guerra el encargo de desarrollar una ración de alimentos completa y que ocupara poco espacio, adecuada para los paracaidistas. Creó la llamada «ración K», que lleva el nombre de la inicial de su apellido. A partir de entonces, Keys siempre estuvo involucrado en la nutrición. Cuando llegó a Italia, a principios de los años cincuenta, quedó impresionado por el bienestar y la longevidad que caracterizaban a la mayoría de la población. Decidido a profundizar en la cuestión, inició una serie de investigaciones que, tras décadas de estudio, lo llevaron a concluir que el origen de la buena salud de los italianos debe ser precisamente lo que ponen en la mesa todos los días, es decir, los productos del mar y los de la huerta y los campos, que crecían entre los terrenos y en los árboles.

Reunió sus investigaciones y formuló los principios de la dieta mediterránea, que se reunieron en el volumen *Eat Well and Stay Well*, un profundo tratado científico, pero también un libro de cocina, lleno de deliciosas recetas. Murió en 2004, con casi 101 años.

Así, los análisis de campo para comprobar sus observaciones habían comenzado un año antes, con el lanzamiento en España de una investigación que se hizo muy famosa: PREDIMED, acrónimo de «Prevención con dieta mediterránea». Se trata del mayor estudio de prevención primaria, que muestra cómo el modelo *Mare nostrum* reduce la incidencia de enfermedades crónicas en sujetos con alto riesgo cardiovascular. Realizado en España con 7447 voluntarios, mostró una reducción significativa de alrededor del 30 % en ataques cardíacos e ictus.

Dentro de la investigación se desarrolló un estudio centrado en el rendimiento cognitivo, en el que los participantes fueron divididos (de manera aleatoria) en tres grupos: el primero siguió la dieta mediterránea integrada con aceite de oliva virgen extra, el segundo la misma dieta con adición de frutos secos, el tercero una dieta baja en grasas. Al final del experimento, las personas que habían comido según el estilo mediterráneo mostraron mejoras en la memoria y otras funciones cognitivas en comparación con los del tercer grupo.

En 2016, la confirmación de los resultados provino de una revisión de 32 estudios: los investigadores encontraron vínculos significativos con las actividades cognitivas y un riesgo reducido de demencia. Al año siguiente, se publicó en *Neurology* una investigación realizada por expertos canadienses, que implicó medir, mediante la técnica de resonancia magnética, el volumen cerebral de 401 personas a los 73 años y luego a los 76. Cuanto más seguían los pacientes una dieta de estilo mediterráneo, menor era la pérdida de volumen cerebral.

Los estudios que relacionan la dieta mediterránea y el funcionamiento cerebral son realmente numerosos, al igual que muchos estudios que la vinculan al buen humor.

En una investigación participaron 67 pacientes con depresión, acostumbrados a consumir alimentos industriales y azucarados, con muy poca fruta, verdura y fibra. Aproximadamente la mitad de ellos recibieron asesoramiento nutricional para seguir una dieta de estilo mediterráneo, así como cestas que contenían muestras de alimentos, recetas y planificación de comidas. El resto del grupo, sin embargo, recibió apoyo psicosocial semanal, durante el cual no se cuestionó el menú. Después de tres meses, los que habían recibido ayuda y habían podido confiar en sugerencias dietéticas mostraron una mejora significativa en los síntomas depresivos (algunos pacientes incluso lograron la remisión), mientras que los que recibieron apoyo social mostraron una mejoría sólo en el 8 % de los casos.

Este efecto positivo de la dieta mediterránea también ha sido confirmado en estudios más amplios. Por ejemplo, un estudio de cuatro años de duración con más de 10 000 estudiantes universitarios en España encontró que quienes seguían una dieta mediterránea tenían menor riesgo de sufrir depresión. Además, algunos investigadores australianos, que examinaron los diarios alimentarios de 12 385 adultos, descubrieron que una ingesta más frecuente de frutas y verduras se correlaciona con una mayor satisfacción y bienestar: la mejora, en términos psicológicos, equivale a la condición de quienes pasan de «estar desempleados a encontrar trabajo». Y las personas que cambiaron su dieta para incluir más verduras experimentaron mejoras en su estado de ánimo en dos años. También hay buenas noticias para las personas ansiosas: un estudio de un año de duración, publicado en *JAMA* en 2019, encontró que la cocina mediterránea es capaz de reducir la ansiedad y el estrés.

## Fibra para la microbiota

Consumir verduras y frutas de temporada y legumbres y cereales integrales, como sugieren la dieta mediterránea y la dieta MIND, es fundamental para aportar fibra a la microbiota intestinal, es decir, al conjunto de microorganismos presentes en el colon, llamado en la jerga «flora bacteriana». La comunidad de bacterias, hongos y virus con la que convivimos es crucial para nuestro estado de salud y de alguna manera influye en el sistema inmunitario y, por tanto, en los niveles inflamatorios del cuerpo.

En los últimos años se han realizado numerosos estudios que demuestran cómo intervienen las colonias bacterianas en el funcionamiento de la cabeza. Las investigaciones realizadas en animales muestran que incluso ligeras variaciones en los microorganismos que pueblan el intestino provocan cambios en el cerebro. Y la evidencia de que más del 20 % de los pacientes con enfermedad inflamatoria intestinal experimentan trastornos del sueño y depresión ha sugerido que el bienestar intestinal también puede influir en la salud mental y en la función cognitiva en los seres humanos.

Yo añadiría que, recientemente, diversas investigaciones han planteado la hipótesis de que la composición de la microbiota influye en el desarrollo de los trastornos neurodegenerativos.

## Renunciar al recuerdo de la mesa hipercalórica

Cada vez hay más pruebas de que la neuroinflamación puede ser la causa de los déficits cognitivos inducidos por la obesidad. Consumir una dieta alta en calorías daña el hipocampo, la región clave para la función cognitiva. Por ejemplo, en comparación con los roedores que siguieron una dieta de control, los que recibieron una dieta rica en grasas o en azúcar mostraron fuertes deterioros en varios tipos de memoria.

Lo mismo se observó en humanos: los sujetos adultos que consumieron una dieta rica en grasas durante cinco días mostraron una capacidad de atención y concentración significativamente reducida, y una velocidad más lenta de recuperación de información y memoria episódica, en comparación con aquellos que siguieron una dieta estándar.

Los efectos de la nutrición ya se notan en las etapas iniciales del desarrollo e incluso antes del nacimiento. La mala nutrición durante el embarazo puede provocar cambios duraderos en muchos aspectos de la función metabólica y del sistema nervioso, incluida la alteración de la cognición y el envejecimiento cerebral acelerado. Por ejemplo, el trabajo publicado por Roberta Haddad Tóvolli y Marc Claret en *Nature Metabolism* en 2022 demostró que el antojo y la ingesta de alimentos muy sabrosos durante el embarazo, si son recurrentes, influyen de un modo directo en la salud metabólica y neuropsicológica de la descendencia: los ratones nacidos de madres con frecuentes antojos de comida, que derivaban en un consumo excesivo, eran más obesos y tenían alterado el metabolismo de la glucosa, así como una mayor predisposición a desarrollar déficits cognitivos, estados de ansiedad y trastornos alimentarios compulsivos. De hecho, se puede influir en los llamados mecanismos de recompensa en el cerebro de los niños, que tenderán a preferir alimentos ricos en grasas y sacarosa.

Asimismo, la introducción temprana de alimentos sólidos en los niños y el alto consumo de alimentos grasos y bebidas azucaradas durante la infancia pueden acelerar el aumento de peso y provocar complicaciones metabólicas a largo plazo, asociadas con funciones ejecutivas más deficientes.

La sobrealimentación neonatal también parece ser perjudicial para la función cognitiva y esto parece involucrar a las células microgliales y, por lo tanto, a los procesos neuroinflamatorios. Por ejemplo, en estudios de laboratorio se vio que los roedores recién nacidos, si estaban sobrealimentados, presentaban una mayor densidad de microglía en el hipocampo, con un perfil de mayor activación que se mantenía en el animal adulto.

# VII

# CON CALMA

Los eventos estresantes generan múltiples alteraciones en los neurotransmisores y las hormonas, activando principalmente el sistema nervioso simpático, que libera noradrenalina, y el eje hipotalámico-pituitario-suprarrenal, que representa el coordinador central de los sistemas neuroendocrinos de respuesta al estrés.

Cuando los estímulos estresantes son controlables, el cuerpo reacciona fisiológicamente. De hecho, pequeñas dosis de estrés psicosocial tienen un valor positivo en la vida de cada uno de nosotros, porque aumentan la concentración y la atención y nos permiten lograr mejores resultados.

Pero si los picos de tensión no terminan y el estrés se cronifica podemos enfermar. Esas mismas hormonas que nos han garantizado un excelente rendimiento en determinados momentos pasan a tener una presencia negativa: sube la presión arterial, llegan el insomnio, los dolores de cabeza o los trastornos gastrointestinales.

# La inflamación inducida por el estrés

A nivel molecular, el sistema inmunitario también puede verse afectado. Durante las últimas dos décadas, se ha acumulado evidencia de que el estrés crónico, severo o prolongado puede conducir a un mayor riesgo de trastornos físicos y psiquiátricos.

Estamos hablando de enfermedades relacionadas con el estrés, que incluyen enfermedades cardiovasculares y metabólicas (es decir, diabetes y enfermedad del hígado graso no alcohólico), trastornos depresivos y neurodegenerativos e incluso tumores.

Los mecanismos que vinculan el estrés con ciertas enfermedades aún están en discusión, pero recientemente se ha planteado la hipótesis de que las repercusiones del estrés en el cerebro pueden viajar a lo largo de vías de inflamación.

De hecho, el estrés puede activar una respuesta inflamatoria a nivel cerebral y periférico. En el cerebro de sujetos expuestos a estrés se detectan niveles elevados de citoquinas proinflamatorias y una mayor activación microglial. Los episodios emocionales, como el nerviosismo, el dolor y las preocupaciones, se traducen en un hecho biológico, casi como si se tratara de una infección que el cuerpo está llamado a combatir. Y es precisamente a través de un proceso inflamatorio que parece producirse la depresión inducida por el estrés.

Es un descubrimiento relativamente reciente que el estrés crónico puede hacer que las células se vuelvan senescentes, bloqueándolas en ese limbo entre la vida y la muerte en el que liberan mediadores inflamatorios para atraer glóbulos blancos a la espera de la apoptosis, un suicidio celular, que no llega.

## Las respuestas del cuerpo en estado de alerta

Antes de describir otras conexiones entre nuestra manera de vivir, el sistema inmunitario y los estados inflamatorios, doy un paso atrás para explicar los mecanismos del estrés, y subrayo la importancia, cuando sea posible, de intentar frenar el estrés crónico, en beneficio de la salud física y mental.

A principios del siglo XIX, el alemán Karl Friedrich Burdach descubrió una masa de materia gris con forma de almendra en la porción anterior del lóbulo temporal de los mamíferos y la llamó «amígdala». La primera descripción anatómica la realizó el psiquiatra Theodor Meynert en 1867. Esta pequeña estructura se ha conservado tal como está a lo largo de la evolución. Capta señales de los sentidos y, si detecta una amenaza potencial, se pone en alerta. Como dijo Joseph LeDoux, neurocientífico de Nueva York, «logra responder al peligro antes de que el propio individuo haya comprendido realmente lo que está sucediendo».

Esta alarma llega, directa y rápidamente, al hipotálamo, una estructura cerebral situada entre los dos hemisferios, que activa un proceso en cascada: envía la señal a una glándula situada en la base del cerebro, la glándula pituitaria, que reacciona secretando una hormona. Se trata de la hormona adrenocorticotrópica (ACTH), que a través de la sangre llega a las glándulas situadas encima de los riñones, las glándulas suprarrenales, que a su vez producen cortisol. Pues bien, el cortisol es una hormona bastante famosa, porque es la que surge en caso de estrés y porque está asociada a la cortisona, el fármaco por excelencia contra la inflamación. De hecho, el cortisol ralentiza la producción de citoquinas. Sin embargo, como se mencionó, en algunos casos el cortisol también parece desempeñar un papel en la mejora de la inflamación. Este papel ambivalente parece estar relacionado con su concentración y el tiempo que permanece en circulación.

Simultáneamente a este proceso se abre un segundo camino: el cerebro ordena la liberación de las catecolaminas adrenalina y noradrenalina. En conjunto con el cortisol, estas hormonas actúan haciendo que el corazón lata más rápido y así bombee más sangre; que se acorte el tiempo de coagulación, y se elimine el riesgo de hemorragia extensa en caso de lesión; que la respiración se vuelva rápida y profunda y aporte así más oxígeno; que aumenta la sudoración para refrescar el cuerpo; que los músculos se contraigan con fuerza en preparación para una acción rápida y vigorosa; que la mente se ponga más alerta y afine así las capacidades intelectuales. Por el contrario, las funciones que podrían absorber energía de manera innecesaria, como la digestión, se ralentizan o se suspenden.

Como bien podrás comprender, el sistema era perfecto en la sabana, cuando nuestros antepasados se veían obligados a defenderse de los depredadores. Ante una señal de peligro, debían decidir, en poco tiempo, si luchar o huir. «Pelea o vuela», como suele decirse. Y hacerlo con la máxima eficacia, para sobrevivir. De hecho, la amígdala está conectada a otras estructuras cerebrales, como el hipocampo y la corteza prefrontal, y participa en la memoria y en los procesos de toma de decisiones.

Hoy en día, en Occidente, es muy poco probable encontrarse con un animal feroz, pero el cuerpo reacciona con una producción similar de adrenalina, noradrenalina y cortisol, incluso cuando hay que acelerar a través del tráfico o, para un estudiante, enfrentarse a un examen oral que, evidentemente, no es comparable a encontrarse con un tigre dientes de sable.

En cualquier caso, una vez pasada la alerta, la secreción hormonal cesa y el cuerpo puede volver a relajarse. Al menos eso es lo que ocurre con el estrés agudo, que desaparece cuando se resuelve la situación que lo provocó. Es una sacudida a corto plazo y, en pequeñas dosis, y sirve para motivarnos para afrontar los arduos desafíos de la existencia.

## Luchar contra la corriente como el salmón

La situación es diferente en el caso del estrés crónico. En este sentido te cuento qué pasa con el salmón en el Pacífico. A medida que saltan y flotan río arriba para poner sus huevos, sus niveles de cortisol aumentan, proporcionándoles la energía necesaria para terminar el viaje. La hormona también hace que estos peces coman menos. Asimismo, se ha propuesto que las altas concentraciones de cortisol ayudan al hipocampo a recuperar la memoria necesaria para reconocer el agua de los manantiales donde nacieron, permitiendo así que los salmones se dirijan hacia su corriente natal. Lentamente, el tracto digestivo se atrofia y el sistema inmunitario se debilita. Y al final, tras completar la tarea, mueren de agotamiento o de enfermedad, con el cuerpo desgastado por el cansancio del viaje. El salmón no puede evitar estar estresado. Están programados para morir, obedeciendo a un plan reproductivo y evolutivo.

Luchar contra la corriente, para nosotros los seres humanos, significa afrontar plazos apremiantes, malos humores en la oficina, facturas por pagar, problemas sentimentales. Durante la pandemia, los niveles de estrés aumentaron todavía más.

Cuando las preocupaciones se suceden sin interrupción, el estado de alerta se vuelve constante y el cuerpo reacciona como si se estuviera preparando para un peligro inminente, quedando en circulación el cortisol, la adrenalina y la noradrenalina. Pero la persistencia de las tres hormonas daña a largo plazo el cerebro, el sistema inmunitario, el sistema cardiovascular y el sistema esquelético.

Janice Kiecolt-Glaser y Ronald Glaser[22] llevan más de veinte años estudiando la relación entre estrés e inmunidad. En un experimento, administraron vacunas contra la gripe a cuidadores, es decir, personas que cuidan a personas con enfermedades crónicas, y a sujetos de control. Sólo el 38 % de los primeros produjo una respuesta de anticuerpos adecuada en comparación con el 66 % de los segundos, lo que sugiere que el sistema inmunitario de los cuidadores no estaba haciendo su mejor trabajo. No es

---

22. Janice Kiecolt-Glaser es psicóloga en la Universidad Estatal de Ohio, donde también trabaja su esposo y compañero de estudios Ronald Glaser, virólogo e inmunólogo.

casualidad que sepamos que cuando estamos estresados corremos mayor riesgo de tener fiebre, tos y resfriado.

En otra investigación, los dos académicos provocaron pequeñas lesiones en la boca de un grupo de estudiantes de odontología en dos momentos diferentes: durante las vacaciones de verano, cuando estaban relajados, y durante el otoño, cuando estaban constantemente ocupados con lecciones, prácticas y exámenes. Las pequeñas heridas tardaron entre dos y ocho días más en sanar en el segundo caso que en el primero.

Después de todo, el cortisol reduce la producción de citoquinas inflamatorias, pero la inflamación es el lenguaje de la inmunidad y, sin ella, las defensas se colapsan. El cortisol suprime las respuestas inmunes. El ejemplo clásico, en la práctica clínica, es el de la persona a quien le aparece herpes en los labios en momentos de estrés.

## Demasiado cortisol es malo para el cerebro

Nuestro cuerpo está interconectado, hasta el punto de que hablamos de un sistema inmuno-neuro-endocrino. Y el estrés, a la larga, socava la integridad de este sistema.

Hay muchos estudios sobre el cerebro. En una importante investigación con 2231 adultos con una edad promedio de cuarenta y nueve años (*Neurology*, 2018), los participantes realizaron pruebas de memoria, razonamiento abstracto, percepción visual y atención después de someterse a una extracción de sangre y una resonancia magnética. Resultó que las personas con niveles más altos de cortisol obtuvieron puntuaciones más bajas en todas las pruebas cognitivas. Además, los niveles más altos de la hormona se asociaron a cambios en el cerebro, precursores de diversas formas de demencia.

Según otras investigaciones,[23] el estrés persistente también puede estar relacionado con la pérdida de memoria a corto plazo en personas de entre cuarenta y cincuenta años. Puede haber numerosas razones, pero sabemos desde hace más de una década que el cortisol reduce la proliferación de células que dan origen a las neuronas en el cerebro adulto, sobre todo en el hipocampo, la sede de los recuerdos. No es casualidad que ya en 1998 se comprobara que niveles elevados de cortisol no sólo se correlacionan con un menor rendimiento de la memoria, sino que incluso se asocian a un tamaño reducido del hipocampo, como se demostró en una muestra de sujetos sanos durante el envejecimiento.

Sometida a estrés continuo, la salud mental corre el riesgo de tambalearse, haciéndonos más vulnerables a los trastornos del estado de ánimo y de ansiedad. En un estudio,[24] investigadores de la Universidad de Yale examinaron a cien voluntarios que proporcionaron información sobre acontecimientos estresantes en sus vidas. Los expertos han observado que la exposición al estrés, incluso al más reciente, disminuye la materia gris en la corteza prefrontal, la región del cerebro vinculada al autocontrol y las emociones.

---

23. La investigación fue realizada por expertos del Centro Médico de la Universidad de Pittsburgh.

24. El estudio fue publicado en *Molecular Psychiatry* en 2012.

## La prisión de la relajación en Corea del Sur

Me doy cuenta de que estas líneas podrían generar un efecto contrario al esperado: preocuparse por el peligro del estrés podría ser en sí mismo estresante.

La receta universal para reducir la tensión continua, esa que drena cuerpo y espíritu, no existe, cada uno debe construir sus propias estrategias de salida: respiración profunda, caminata, yoga, diversión, veladas con amigos, descansos en la oficina, jardinería; sin miedo a pedir ayuda a especialistas en psicoterapia, si fuera necesario.

Me viene a la memoria una noticia curiosa que leí hace un tiempo en una revista. En Corea del Sur, donde la gente trabaja hasta cincuenta y dos horas a la semana y, casualmente, el malestar es rampante, se ha propuesto un método extraño para mantener a raya el estrés. En 2013 se creó Prison Inside Me en el condado de Hongcheon, una prisión donde estudiantes y trabajadores se refugian para buscar alivio. A todos se les entrega un chándal azul, una estera de yoga, un juego de té, un bolígrafo y una libreta. Sin teléfono ni reloj durante veinticuatro o cuarenta y ocho horas. De 2013 a 2018, la «prisión» acogió a más de 2000 «reclusos» que buscaban escapar de las exigencias apremiantes de la vida diaria.

Encerrarse en un espacio de apenas unos metros es sin duda extremo, pero el mensaje es válido: tomarse un tiempo para uno mismo, lejos de los correos electrónicos, los chats y el incesante tic-tac del reloj puede ser bueno para ti, además de que tienes la posibilidad de dedicarte a disciplinas que implican cuerpo y mente, incluido el *tai-chi*, y practicar la meditación.

Un metaanálisis de 18 estudios[25] evaluó las consecuencias que produce en las células la atención plena, la técnica de meditación psicológica basada en la conciencia y el yoga. Pues bien, parece que estas técnicas ayudan a desactivar el interruptor de los genes que ordenan la producción de moléculas inflamatorias, contrarrestando los efectos estresantes de una vida cotidiana agitada. Los resultados mostraron que tres meses de práctica son suficientes para reducir los niveles de citoquinas y aumentar los factores que promueven la regeneración de las neuronas (como el brain-derived neurotrophy factor, BDNF; es decir, el factor neurotrófico derivado del cerebro).

25. El metaanálisis se publicó en 2017 en *Frontiers in Immunology* y fue realizado por investigadores de la Universidad de Coventry en el Reino Unido.

# VIII

# EN MOVIMIENTO

Nuestro cuerpo es una máquina diseñada, tras millones de años de evolución, para moverse. Los músculos, las articulaciones, los huesos e incluso el cerebro necesitan movimiento.

Hay un dato que debería ser suficientemente convincente: los estudios muestran que las personas que realizan actividad física moderada más de tres veces por semana, desde montar en bicicleta hasta trabajar en el jardín, tienen entre un 40 % y un 50 % menos de probabilidades de desarrollar demencia en comparación con las personas sedentarias.

¿Pero por qué? ¿Qué tiene que ver caminar con nuestras neuronas? Como bien explican diversos trabajos publicados en la literatura, la inflamación vuelve a tener algo que ver.

## La proteína que viaja desde los músculos

Hasta hace poco, los científicos habían demostrado en animales que el entrenamiento reduce la activación de la microglía y la inflamación. En dos trabajos recientes, publicados en diciembre de 2021 y enero de 2022 respectivamente en *Nature* y en *The Journal of Neuroscience*, los investigadores han demostrado por primera vez que la actividad física mejora el rendimiento cognitivo de los seres humanos precisamente mediante la reducción de la neuroinflamación. Por el contrario, el sedentarismo va acompañado de una mayor actividad de las células gliales, ligada a un deterioro cognitivo y a un mayor desgaste de las sinapsis.

Poco se sabe sobre cuáles son los factores y mecanismos por los cuales el ejercicio físico ralentiza el envejecimiento cognitivo y contrarresta la neurodegeneración. Una hipótesis acreditada es que el movimiento desencadena la producción, en los músculos, de interleucina-6, una molécula proteica capaz, en determinadas circunstancias, de ejercer una acción antiinflamatoria.

Esta proteína, en realidad, se comporta en nuestro organismo de forma ambivalente, en el sentido de que ejerce a la vez una acción antiinflamatoria y proinflamatoria. Se trata de una citoquina producida por el sistema inmunitario, en respuesta a un trauma o daño, y por el tejido adiposo visceral, contribuyendo en este caso a aumentar el riesgo cardiovascular de una persona con obesidad abdominal.

Pero la interleucina-6 también es una miocina, es decir, una citoquina liberada por el músculo esquelético. Generalmente pensamos en los músculos como el conjunto de haces de fibras responsables de los movimientos corporales. En realidad, el músculo esquelético es al mismo tiempo un órgano endocrino: su contracción no sólo determina la respuesta biomecánica del brazo que se levanta o de la pierna que da un paso, sino que también estimula la liberación de miocinas capaces de influir en los tejidos incluso distantes entre sí, incluido el sistema nervioso central. El ejercicio aumenta la producción y secreción local de interleucina-6 en el músculo esquelético, aumento que va seguido, en los individuos sanos, de una rápida disminución al final del período de ejercicio.

Los picos transitorios de miocinas, como los que se observan durante el ejercicio, parecen desempeñar un papel antiinflamatorio, y algunos estudios han demostrado que los aumentos agudos inducidos por el ejercicio inhiben la activación del factor de necrosis tumoral α (TNF-α), implicado en la inflamación sistémica.

La paradoja es que, en cambio, los niveles crónicamente elevados de interleucina-6, como los resultantes del exceso de adiposidad visceral, parecen ser una señal celular de inflamación y en el cerebro, durante el envejecimiento, pueden ser neurotóxicos e influir de manera negativa en los sistemas cognitivo y motivacional.

Pero la interleucina-6 no es el único factor antiinflamatorio estimulado por el movimiento. El trabajo publicado en *Nature* que cité al principio del párrafo, realizado por Tony Wyss-Coray con un equipo de la Universidad de Stanford, demostró que también interviene una proteína: la clusterina, producida en el hígado y en las células del músculo cardíaco durante el ejercicio físico.

Los investigadores recogieron plasma (el líquido que rodea las células sanguíneas) de ratones que habían corrido sobre ruedas durante mucho tiempo y lo infundieron en ratones sedentarios, para descubrir que, tras la transfusión, se disminuía la expresión de genes de neuroinflamación. Esto sugiere una disminución de la inflamación cerebral que sabemos que está implicada en la enfermedad de Alzheimer y en otros trastornos cognitivos.

Los animales «perezosos», después de recibir la sangre de sus homólogos atléticos, también obtuvieron mejores resultados en las pruebas de aprendizaje y memoria.

La demostración de que existen factores antiinflamatorios en la sangre que pueden transferirse de un individuo a otro es un aspecto muy interesante del trabajo, aunque será necesaria mucha más investigación antes de que se puedan desarrollar terapias. De hecho, no se sabe si la clusterina, infundida en seres humanos, tiene efectos beneficiosos o, por el contrario, provoca efectos secundarios inesperados.

## El ejercicio y la regeneración de las neuronas

La reducción de la inflamación no es, sin embargo, el único elemento implicado en los beneficios de la actividad física. Otro es el aumento de una sustancia que contribuye a la plasticidad sináptica y a la supervivencia de las neuronas. Para ser más claros, una sustancia que favorece el nacimiento de nuevas neuronas en áreas especializadas del cerebro y que puede salvarlas de la muerte, destino al que se enfrentan en una patología como el alzhéimer. Se trata del BDNF (brain-derived neurotrophic factor), del que ya he hablado brevemente: una proteína producida en la corteza y el hipocampo perteneciente a la familia de las neurotrofinas.

El BDNF forma parte de la misma familia que el NGF (nerve growth factor), el factor de crecimiento nervioso identificado por Rita Levi-Montalcini, que recibió el Premio Nobel de Medicina en 1986 junto con Stanley Cohen por este descubrimiento. «Toda la historia del NGF es comparable al descubrimiento de un continente sumergido revelado desde su cumbre emergente», escribió la científica en su libro *Elogio de la imperfección*. De hecho, la identificación de la proteína que regula el crecimiento de los axones, a lo largo de los cuales se produce la transmisión de impulsos electroquímicos, ha dado lugar a estudios sobre las neurotrofinas y ha abierto nuevas posibilidades para el tratamiento de enfermedades degenerativas.

El BDNF, que promueve la generación de nuevas neuronas en el cerebro adulto, facilita la formación de sinapsis y aumenta la plasticidad, es sin duda uno de los elementos clave. Y el hecho de que se produzca durante el ejercicio tiene implicaciones realmente fenomenales.

## Más sangre para irrigar el cerebro

La actividad motora influye en la circulación sanguínea, especialmente en los latidos del corazón. Una persona normal tiene alrededor de 70 pulsaciones por minuto, algunas más, otras menos. Los atletas tienen un número mucho menor de ellas. Se dice que el corazón de Fausto Coppi latía unas 40 veces por minuto. Del marchador Alex Schwazer hay datos que registran sólo 28 pulsaciones, nivel alcanzado también por el español Miguel Induráin, ganador de grandes carreras ciclistas por etapas, campeón mundial de contrarreloj y medallista de oro olímpico.

El significado es que, aunque los latidos del corazón aumentan durante el ejercicio físico, como resultado de la actividad constante la frecuencia cardíaca permanece más baja en reposo, reduciendo el número total de ciclos cardíacos y el trabajo realizado sobre las arterias. Mes tras mes, año tras año, los vasos están menos cansados, menos rígidos, y esto se traduce en una reducción de las enfermedades cerebrovasculares y un mejor rendimiento cognitivo.

También está la cuestión del endotelio, la finísima capa de células que recubre la superficie interna de los vasos sanguíneos y que, con su contracción y relajación, regula el flujo de la sangre. Esta estructura produce óxido nítrico, una molécula protectora que hace que los vasos del cerebro se dilaten y, por tanto, aumenten el flujo sanguíneo. Cuando las células endoteliales que recubren el interior de los vasos son maltratadas, debido a que están expuestas a factores de riesgo como el humo del cigarrillo, la presión arterial por encima de los niveles normales, los niveles elevados de azúcar en sangre o los lípidos elevados, comienzan a producir superóxido (producto del estrés oxidativo), que se une al óxido nítrico y lo secuestra. La protección vascular desaparece lentamente, los vasos se estrechan y el flujo sanguíneo se reduce.

El ejercicio físico mantiene saludables las células endoteliales y los vasos sanguíneos, y aumenta la capacidad natural del cuerpo para producir óxido nítrico y, por tanto, garantiza siempre la cantidad adecuada de sangre al cerebro.

Por último, hay que considerar el papel de la insulina, la hormona producida por el páncreas, fundamental para mantener bajo control los niveles de azúcar en sangre (glucemia). Se ha establecido que tener siempre alta la insulina ciertamente no es bueno para el cerebro y, en particular, afecta de manera negativa al hipocampo y a la corteza cerebral, áreas importantes para la memoria, el aprendizaje y el pensamiento.

En particular, se ha destacado que las funciones cognitivas pueden verse comprometidas incluso antes de que se desarrolle la diabetes. El beneficio del ejercicio, en este caso, es hacer que las células sean más sensibles a la insulina y ayudar a controlar el azúcar en sangre. En el capítulo 6 doy cuenta de la ambigua relación del cerebro con los alimentos excesivamente dulces y grasos.

## Estudios sobre caminar y correr

Si siempre has sido sedentario no debes desanimarte y, sobre todo, debes recordar que nunca es tarde. Para moverse basta tomar algunas precauciones durante el día, como desplazarse a pie o en bicicleta, o preferir las escaleras al ascensor.

Caminar es quizá la actividad que más deja divagar al cerebro, permitiéndole meditar y aventurarse en soluciones creativas. Jean-Jacques Rousseau, el filósofo autor de *Los paseos del soñador solitario*, decía: «No puedo meditar más que caminando: en cuanto me detengo ya no pienso, mi cabeza sólo funciona con los pies en movimiento».

Se dice que el objetivo diario debería ser de 10 000 pasos, pero no es una estimación matemática y, de hecho, según los expertos, menos pasos serían suficientes para obtener beneficios apreciables.

Por ejemplo, en un estudio publicado en 2019 en *JAMA Internal Medicine*, investigadores del Brigham and Women's Hospital de Boston observaron que en un grupo de mujeres de unos setenta años que caminaban 4400 pasos al día el riesgo de muerte prematura se reducía en aproximadamente un 40 % en comparación con sus pares sedentarios.

Aquellos que quieran ir más allá de caminar pueden intentar correr, que es más exigente pero tiene importantes beneficios para el cerebro. Hay mucha investigación científica sobre el tema. Mencionaré una bastante curiosa.

Un grupo de investigadores comprobó, al realizar resonancias magnéticas a 22 jóvenes voluntarios, que el cerebro de los que corrían mostraba mayores conexiones, particularmente en las partes del cerebro involucradas en la memoria de trabajo, la multitarea, la atención, la toma de decisiones y en el procesamiento de información visual. [26]

Correr, nadar, pero también jugar al tenis con un amigo, bailar tango, esquiar, asistir a una clase de *fitness* en el gimnasio (o seguir lecciones en *streaming*): ¡cualquier tipo de movimiento está bien!

---

26. El estudio se remonta a 2016 y fue publicado en *Frontiers in Human Neuroscience*.

Arthur Kramer, profesor de Psicología de la Universidad Northeastern, ha estudiado durante dos décadas los efectos sobre la plasticidad cerebral de las actividades aeróbicas, como el senderismo, y ha descubierto que seis meses de práctica son suficientes para producir cambios duraderos en el cerebro, especialmente en lo que respecta a la atención y la memoria.

Según algunas investigaciones recientes, los beneficios serían aún más rápidos e inmediatos. Por ejemplo, un estudio de 2019[27] demostró que treinta minutos de montar en bicicleta estática son suficientes para mejorar la memoria semántica, la memoria necesaria para recordar nombres, números y conceptos.

Las actividades aeróbicas se vuelven aún más efectivas para mantener jóvenes las neuronas si se combinan con entrenamiento de fuerza, con ejercicios que utilizan pesas, bandas elásticas, pesas rusas para tonificar y fortalecer los músculos: la Organización Mundial de la Salud recomienda dedicar treinta minutos a este tipo de actividad dos veces por semana.

El ejercicio aeróbico y el entrenamiento de fuerza son sin duda los pilares de un programa motor destinado a mejorar la salud cerebral, pero también son extraordinarios los resultados de los estudios realizados en disciplinas orientales que pretenden construir una relación armoniosa entre el cuerpo y la mente, como el *tai-chi* y el yoga.

---

27. El estudio de 2019 se publicó en el *Journal of the International Neuropsychological Society*.

# IX

# POR QUÉ DORMIR

Corría el año 1964 cuando el estadounidense Randy Gardner, de diecisiete años, participó, bajo supervisión médica, en un experimento para comprender cuánto tiempo era posible permanecer despierto. Permaneció sin dormir once días y veinticinco minutos. Según leí en la documentación, al cuarto día aparecieron cambios de humor, problemas de concentración y pérdida de memoria a corto plazo. Posteriormente comenzaron las alucinaciones y la paranoia. Cuando, el último día, le pidieron que restara repetidamente el número 7 de 100, no pudo completar la tarea. No sufrió daños a largo plazo, aunque décadas después empezó a sufrir insomnio ocasional.

En 1977, su récord lo batió la inglesa Maureen Weston, que no durmió durante 449 horas (casi diecinueve días). Un logro que no se debe intentar emular, ya que una vez más la plasticidad cerebral y la inflamación están involucradas.

# Dormir previene la demencia

Cuando Janet Mullington, profesora de Neurología de la Facultad de Medicina de Harvard, estudió los efectos de la falta de sueño, encontró un aumento de las moléculas inflamatorias, entre ellas la interleucina-6, la interleucina-1β, la proteína creativa, pero también el factor de necrosis tumoral α (TNF-α). Y esto no sólo ocurre si permaneces despierto durante once días, como en el caso de Gardner: la llamada inconsistencia del sueño, la variabilidad de los ritmos de descanso de noche a noche, alternando, por ejemplo, escasas horas de sueño, también puede provocar alteraciones del metabolismo e inflamación, sueño entre semana y recuperación el fin de semana.

Ahora los científicos se preguntan por qué el sueño insuficiente o fragmentado está relacionado con la neuroinflamación. Ciertamente, la falta de sueño activa los astrocitos y las células microgliales, lo que resulta en un aumento de los mediadores inflamatorios y del estrés oxidativo. La barrera hematoencefálica, que protege nuestro cerebro, pierde parcialmente su impermeabilidad y también se observa un aumento del daño cardiovascular. Todo esto se debe a que la expresión de genes implicados en el metabolismo y la inflamación está desregulada por la falta de sueño o el sueño irregular.

A este cuadro se suma la teoría de la basura química, que el sueño barre.

En el cerebro las reacciones bioquímicas dentro de las células son continuas y el nivel de metabolismo es alto. Pero esta actividad ininterrumpida provoca que se genere material de desecho que es necesario eliminar. Es un poco como cuando cocinamos: los ingredientes van a la olla y las cáscaras y el envoltorio acaban en el cubo de la basura, que luego hay que tirar. Si amontonáramos una bolsa de la basura encima de otra, la casa quedaría invadida por la suciedad. Lo mismo ocurre entre las paredes craneales.

Deshacerse de los residuos no sólo garantiza la eficiencia cognitiva, sino que también previene la demencia. Desde 2013, diversos estudios han demostrado que durante la noche, con los ojos cerrados, se eliminan del cerebro principalmente proteínas y desechos. En particular, Lulu Xie, Maiken Nedergaard y sus colegas del Centro Médico de la Universidad de Rochester en Nueva York han descubierto que el espacio entre las células cerebrales, donde se acumulan los desechos, aumenta durante el sueño, lo que permite un mejor flujo del líquido cefalorraquídeo, es decir, el líquido incoloro que impregna el sistema nervioso central.

Los científicos descubrieron que en los ratones, la proteína beta-amiloide, que se acumula en el cerebro de los pacientes con enfermedad de Alzheimer para formar placas seniles, se eliminaba durante el sueño al doble de la observada durante la vigilia. La hipótesis es que el aumento del espacio entre las células cerebrales favorece el paso de los desechos, ayudando a sacar las moléculas tóxicas del sistema nervioso central, lejos de las zonas donde podría causar más daño. Este sistema hidráulico cerebral que permite la eliminación de los desechos, formados por el líquido cerebrovascular, los espacios alrededor de los vasos sanguíneos, el líquido que baña las células e incluso los propios astrocitos, fue denominado por Nedergaard «sistema glifático».

La palabra «glifático» proviene de la combinación de los términos «glía» y «linfático», para resaltar cómo el papel que desempeñan los vasos linfáticos en todos los demás órganos es prerrogativo, en el cerebro, de las células gliales, en particular los astrocitos.

Por lo tanto, la proteína beta-amiloide es eliminada durante el sueño. Como prueba de esta tesis, un estudio aparecido en 2018 en las páginas de las Actas de la Academia Nacional de Ciencias: incluso una sola noche de insomnio podría aumentar los niveles de la proteína en el cerebro hasta en un 5 %.

## Los riesgos de las noches de insomnio

La cuestión de por qué es necesario pasar un tercio de la vida durmiendo ha desconcertado a los científicos durante mucho tiempo. En 1978, ante la falta de una respuesta válida, el investigador Allan Rechtschaffen observó: «Si el sueño no cumpliera una función absolutamente vital, entonces sería el mayor error que jamás haya cometido el proceso evolutivo».

Una evidencia clara de la necesidad de dormir proviene de un estudio publicado en los años ochenta por científicos de la Universidad de Chicago, que descubrieron que ratones totalmente privados de sueño morían al cabo de un mes. Esto también puede sucederles a los humanos, en el caso de una rara patología llamada «insomnio familiar fatal», hereditaria, como su propio nombre indica: debido a la presencia de una proteína priónica defectuosa (similar a la proteína responsable de la enfermedad de las vacas locas), que se acumula. En el tálamo, es decir, la parte del cerebro que controla el ciclo sueño-vigilia, la enfermedad provoca primero un insomnio incesante y luego la muerte. La patología provoca la degeneración y muerte de las neuronas que, al «suicidarse» por apoptosis, dan al tejido cerebral un aspecto típico de esponja. Uno de los primeros casos conocidos data de 1986 y se trata de un hombre de Treviso de 53 años, hospitalizado en la Clínica Neurológica de Bolonia,[28] donde falleció pocos meses después de su hospitalización, como ya les había sucedido a sus dos hermanas.

Incluso independientemente de situaciones tan dramáticas, tenemos la certeza de que el sueño es necesario para el óptimo funcionamiento de multitud de procesos. Empezando, por ejemplo, por la función inmune.

Los estudios han demostrado que una persona que por lo general pasa menos de seis horas en la cama por noche corre un riesgo cuatro veces mayor de contraer un resfriado que alguien que pasa las siete u ocho horas recomendadas. De hecho, el sueño desempeña un papel clave en la producción y disponibilidad de glóbulos blancos, que son esenciales para combatir a los virus y las bacterias.

La falta de un descanso adecuado también afecta de manera negativa los niveles de azúcar en sangre, y allana el camino para el desarrollo de diabetes tipo 2. En un estudio, investigadores de la Universidad de Chicago dejaron dormir sólo cuatro horas por noche a 11 hombres jóvenes. Después de cinco noches de sueño restringido,

---

28. La antigua clínica neurológica se fusionó con el actual Instituto de Ciencias Neurológicas (IRCCS) de Bolonia.

su capacidad para controlar la glucosa en sangre, un proceso controlado por la insulina, se redujo en un 40 %. Y quienes duermen poco tienen más probabilidades de aumentar de peso, porque tienden a tener niveles más altos de grelina (la hormona que estimula el apetito) y niveles más bajos de leptina (que en cambio induce una sensación de saciedad).

Las noches de insomnio aumentan el riesgo de presentar hipertensión, enfermedades cardiovasculares, incluso algunos tumores, y evidentemente son perjudiciales para el cerebro. En particular, compromete la atención, la concentración, la memoria, la capacidad de razonamiento, todos elementos esenciales para ser productivo en la oficina, conducir el coche con seguridad y poder estudiar para un examen.

## Memoria y olvido

Para comprender plenamente la importancia del sueño a nivel cerebral, recuerda que el tiempo que te pasas durmiendo no es un páramo de inactividad. Por el contrario, en varios momentos de la noche el cerebro se encuentra muy activo y realiza tareas esenciales para recordar el pasado, organizar el presente y anticipar el futuro.

El sueño se divide en varias fases, que se suceden según un patrón predefinido. Comenzamos con el sueño ligero, que puede ser fácilmente interrumpido, para pasar al sueño real, el sueño profundo, en el que los latidos del corazón y la respiración se ralentizan, la presión arterial disminuye, los músculos se relajan, los tejidos se regeneran. A esto le sigue el sueño de movimientos oculares rápidos (REM). Es la fase de sueño durante la cual los ojos se mueven de un lado a otro bajo los párpados cerrados: la actividad cerebral es intensa, la presión arterial aumenta, mientras que el ritmo cardíaco y la respiración se aceleran hasta los niveles diurnos. La mayoría de nosotros tenemos de cuatro a seis episodios de sueño REM cada noche. Los bebés tienen múltiples fases de sueño REM e incluso los animales se ven afectados por este fenómeno.

De todas las fases del sueño, la más importante para la memoria es la REM, aunque recientemente se ha establecido que las demás también pueden desempeñar un papel clave. Cuando se adquiere nueva información, el cerebro necesita consolidarla, y lo hace durante el sueño transfiriéndola de la memoria temporal, ubicada en el hipocampo, a la permanente, que se encuentra en la corteza frontal. De hecho, el aprendizaje rápido nos garantiza una codificación rápida y eficiente de los recuerdos, pero la información es inestable y puede ser reemplazada fácilmente por nueva información que acaba de ser codificada. Por eso es importante que la información se integre gradualmente en el archivo a largo plazo. Se plantea la hipótesis de que, al reactivar repetidamente nuevos recuerdos durante el sueño, se entrena la memorización a largo plazo y los recuerdos más nuevos se fortalecen de manera gradual.

El sueño fija los recuerdos de procedimiento, es decir, relacionados con la capacidad de realizar determinadas tareas, como tocar el piano o montar en bicicleta. También reprocesa recuerdos emocionales, como una discusión con la pareja, ayudándonos a reexaminar lo sucedido.

Por eso es realmente aconsejable «consultarlo con la almohada» cuando uno se enfrenta a un dolor de cabeza.

Una actividad fundamental que se produce durante el sueño es la selección de recuerdos: mientras dormimos sólo se retiene lo que se considera importante, mientras que el resto se barre, se borra. Investigadores europeos han demostrado que decirle o no a un grupo de personas, entrenadas en una tarea, que serán examinadas después de dormir afecta a lo que sucede durante la noche. Como es de esperar, las personas a quienes se les dice que se les hará la prueba muestran un mejor desempeño al día siguiente que aquellos que no están al tanto de la prueba. Sin embargo, cuando las personas reciben capacitación por la mañana, informarles o no de que serán examinadas esa noche no parece significar diferencia alguna. Esto significa que el sueño, no la vigilia, refuerza de un modo selectivo la información que el cerebro considera valiosa.

Si todo quedara grabado en la memoria sin selección alguna, el gasto energético se dispararía y, una vez saturadas las redes cerebrales, ya no podríamos pensar. El olvido defiende áreas del cerebro de la inflación de información, porque si recordáramos todo nos encontraríamos paradójicamente en las mismas condiciones que aquellos que no recuerdan nada.

Es ésta una condición bien descrita por el escritor Jorge Luis Borges en el personaje de Ireneo Funes, un hombre hipermnésico, condenado a recordarlo todo: «Era casi incapaz de tener ideas generales, platónicas. No sólo le resultaba difícil comprender cómo el símbolo genérico "perro" podía designar una variedad tan amplia de individuos que diferían en tamaño y forma; sino que también le molestaba que el perro de las tres catorce (visto de perfil) tuviera el mismo nombre que el perro de las tres y cuarto (visto de frente)». Y de nuevo: «Percibía continuamente el tranquilo avance de la corrupción, de la decadencia, del cansancio. Notaba el avance de la muerte, de la humedad. Era el espectador solitario y lúcido de un mundo multifacético, instantáneo y casi intolerablemente preciso».

Me gustaría añadir otra reflexión. Es la formulada por científicos de la Universidad de Harvard y de la Universidad de Toronto, según quienes la memoria concierne al futuro, no al pasado. Los sistemas de memoria habrían evolucionado no tanto para almacenar experiencias, sino para poder utilizarlas para mejorar el rendimiento futuro.

En otras palabras, el verdadero propósito de la memoria es poder utilizar el pasado para guiar de manera inteligente el proceso de toma de decisiones, es decir, la capacidad del ser humano de elegir, lo que lleva a identificar la mejor estrategia de acción posible entre las diferentes alternativas.

El fenómeno tiene su origen en los albores de los tiempos, cuando nuestros antepasados vivían en cuevas y les era útil recordar que, por ejemplo, una fruta era dañina y había que evitar comerla de nuevo.

No es de extrañar, por tanto, que el sueño fije principalmente información que podría ser relevante en el futuro, contribuyendo al almacenamiento estático y también al reprocesamiento, para yuxtaponer diferentes posibilidades y encontrar la mejor solución a un problema.

En palabras de Cesare Pavese, en su *El oficio de vivir*, al final «la riqueza de la vida está hecha de recuerdos olvidados».

# El capitalismo insomne

Para que todo lo que te he descrito se lleve a cabo de la mejor manera posible, lo ideal sería dormir una media de siete u ocho horas por noche. Al contrario de lo que se dice, las personas mayores no tienen una menor necesidad de descanso, simplemente les cuesta más dormir el tiempo recomendado. Esto se debe a que la estructura y el patrón del sueño cambian con la edad: nos acostamos y nos despertamos más temprano, es más difícil conciliar el sueño, el sueño es menos profundo y más fragmentado.

Para intentar descansar un número de horas adecuado se puede confiar en los consejos clásicos, que van desde evitar cenas demasiado copiosas hasta intentar despertarse y acostarse siempre a la misma hora, mientras que cuando los trastornos del sueño son graves se puede recurrir a medicamentos recetados por el médico.

Hay muchas personas a las que les cuesta dormir. Según un estudio publicado en 2020 en el *Journal of Community Health*, un tercio de los trabajadores no logra alcanzar las siete horas mínimas de descanso ininterrumpido recomendadas para una buena salud.

Una cifra que no sorprende, teniendo en cuenta que, sólo en Italia, el insomnio afecta a entre 12 y 15 millones de personas, aproximadamente uno de cada cuatro italianos. Especialmente afecta a mujeres, el 60 % del total. El problema es tan frecuente e importante que en 2008 el Comité del Día Mundial del Sueño de la Asociación Mundial de Medicina del Sueño organizó el primer Día Mundial del Sueño, que se celebra cada año el 18 de marzo.

Durante esta iniciativa se subrayó repetidamente que no todos los insomnios son iguales. El más común es la dificultad para conciliar el sueño: la cabeza da vueltas a los mismos pensamientos y las horas pasan inexorablemente. Luego están los que sufren de despertar temprano: se duermen bien, pero se despiertan en mitad de la noche permaneciendo en la cama con los ojos bien abiertos. En otros casos, el descanso se ve interrumpido por una serie de despertares, denominados despertares múltiples, que también pueden estar provocados por trastornos específicos del sueño. La autora de la novela *Cumbres borrascosas*, Emily Brontë, sufría una forma grave de insomnio mientras deambulaba alrededor de la mesa del comedor hasta sentirse agotada.

Para quienes no tienen estos problemas, dormir bien puede seguir siendo difícil, como explica Jonathan Crary, investigador de la Universidad de Columbia en Nueva York, en su libro *24/7: El capitalismo al asalto del sueño*. El experto señala el estilo de vida contemporáneo, caracterizado por una conexión constante al correo electrónico, Twitter, WhatsApp, como responsable de una especie de vigilia global e ininterrumpida, que conspira contra el sueño, pero también contra la detención, la pausa, la reflexión, y que empeora la calidad de vida (y también la salud).

# X

# EL SEXO DEL CEREBRO

¿El cerebro tiene sexo? Se sabe que existen diferencias de género en la susceptibilidad y respuesta a diversas enfermedades del sistema nervioso. La enfermedad de Parkinson, por ejemplo, así como la esclerosis lateral amiotrófica son más comunes entre los hombres, mientras que la enfermedad de Alzheimer tiende a afectar predominantemente a las mujeres. Las mujeres sufren más ansiedad y depresión, u otras patologías como la esclerosis múltiple.

Los mecanismos por los cuales algunas enfermedades se desarrollan con mayor frecuencia en un sexo u otro siguen sin explicarse en gran medida, pero es posible que la diferente susceptibilidad a patologías específicas esté impulsada por una diferencia en la microglía en los cerebros masculinos y femeninos. Por lo tanto, la investigación sobre la neuroinflamación sólo puede ser también una investigación de género.

# Neurociencia de género

Hombres y mujeres son diferentes desde el punto de vista biológico y fisiológico, pero también desde el punto de vista farmacocinético y farmacodinámico, es decir, cómo el cuerpo absorbe y elimina los fármacos y cómo actúan éstos en el organismo. Se diferencian en el envejecimiento, en el sistema inmunitario, aunque el cuerpo femenino durante mucho tiempo fue visto sólo como una variante del masculino.

La medicina, desde sus orígenes, ha tenido un enfoque androcéntrico, relegando los intereses por la salud femenina a aspectos específicos relacionados con la reproducción. En las pruebas farmacológicas y la investigación científica, el tema de las diferencias de género es una historia muy reciente.

Por ejemplo, durante mucho tiempo los sujetos inscritos en los ensayos clínicos fueron predominantemente hombres; en los estudios preclínicos *in vitro* (en líneas celulares o células aisladas) no se informó sobre el sexo de origen del organismo del que se derivaron las células, mientras que para los *in vivo* (en animales de experimentación) se utilizaron especímenes masculinos.

Incluso en el tratamiento del COVID-19 se ha prestado poca atención a las diferencias. Según lo que sabemos hoy, los hombres tienen mayor riesgo de desarrollar la enfermedad de forma grave, mientras que las mujeres parecen tener más probabilidades de sufrir COVID-19 prolongado, un legado de contornos difíciles de definir, que incluye trastornos respiratorios, articulares, cardiovasculares, neurológicos y psicológicos.

Sólo en los últimos años ha habido una conciencia global. Por fin empezamos a hablar de medicina de género, que es definida por la Organización Mundial de la Salud como el estudio de la influencia de las diferencias biológicas pero también socioeconómicas y culturales en el estado de salud y enfermedad de cada persona.

En apoyo de ello, el Instituto Nacional de Salud de Estados Unidos exige, desde 1993, la inclusión de mujeres en ensayos clínicos y desde 2014 hace obligatoria su participación en estudios preclínicos, de los que muchas veces quedan excluidas debido a fluctuaciones hormonales, lo cual es visto como un factor que podría llevar a una excesiva variabilidad en los resultados.

El 13 de junio de 2019, en Italia, se firmó un decreto con el que se adoptó el Plan para la aplicación y difusión de la medicina de género. Por primera vez se incluyó el concepto de género en la medicina, con el fin de garantizar la calidad y adecuación de los servicios que presta el Servicio Nacional de Salud de manera homogénea en todo el territorio nacional.

Pasos como éstos son esenciales para desarrollar una medicina personalizada y pueden ayudarnos a comprender comportamientos escritos en el ADN o influenciados por el entorno, así como por qué las mujeres y los hombres se enferman de manera diferente.

## Diferencias en la microglía

En los últimos diez años se ha visto que el número y la morfología de las células microgliales, las centinelas del cerebro, son diferentes en ambos sexos. Se ha observado que las ratas macho recién nacidas tienen más microglía que las hembras en varias áreas del cerebro: en la corteza parietal, el hipocampo y la amígdala. Para explicar esta diferencia se ha planteado la teoría del pico de testosterona: se produce en los machos durante los primeros días tras el nacimiento y sería responsable de las diferencias en el número de células microgliales y en el estado de activación de la microglía.

Utilizando un modelo de inflamación en ratones durante el embarazo, la investigadora estadounidense Staci Bilbo descubrió que los ratones macho nacidos de madres con sistemas inmunológicos activados durante el embarazo tenían niveles más altos de citoquinas en el cerebro y luego, en la edad adulta, mostraban déficits cognitivos al seguir una segunda activación inmune ocurrida durante el período de aprendizaje. Un efecto que no se observa en las mujeres.

También en los varones, las consecuencias son similares si la madre se ve sometida a estrés durante el embarazo o si consume alcohol: la respuesta inflamatoria es mayor en los hijos varones, aunque en este caso se han descrito alteraciones cognitivas en ambos sexos.

Así, durante el desarrollo, los cerebros masculinos parecen ser particularmente vulnerables a los efectos negativos de la inflamación o el estrés. Es posible que esto se traduzca en una mayor incidencia de enfermedades del neurodesarrollo, como el autismo y la esquizofrenia, en la población masculina.

Por el contrario, la microglía en ratones hembra parece volverse más sensible a los estímulos durante el envejecimiento. Por ejemplo, responde con más fuerza al depósito de la proteína beta-amiloide en el cerebro, lo que podría explicar el mayor riesgo que corren las mujeres de desarrollar la enfermedad de Alzheimer. Por eso muchos investigadores enfatizan la necesidad de reducir ese riesgo mediante la dieta y el ejercicio, que limitan la activación microglial y la neuroinflamación.

Todos éstos son estudios en etapa temprana y, antes de que podamos decir que las enfermedades tienen una menor o mayor incidencia en función de la diferente microglía en los dos sexos, necesitamos profundizar en el impacto de las diferencias en la infancia, en la edad adulta y en el envejecimiento. Un gran desafío.

## ¿La empatía de una mujer está escrita en su ADN?

Mis alumnos de la Universidad Humanitas me preguntan a menudo si la estructura del cerebro y, en consecuencia, sus funciones cambian en un hombre y una mujer. Durante los últimos cuarenta años, un gran número de estudios *post mortem* y de neuroimagen han investigado la posible existencia de diferencias de género en el cerebro humano.

Investigaciones que utilizan la técnica de resonancia magnética han demostrado que el cerebro de las mujeres procesa el lenguaje verbal de manera más eficiente. Y no sólo eso. En los seres humanos, la activación de la amígdala, conocida como centro de las emociones, se produce tras estímulos que provocan agresión, desencadenando la consiguiente respuesta motora. En las mujeres, sin embargo, la amígdala se activa sobre todo por matices emocionales. Dado que la activación de la amígdala impulsa el almacenamiento de la experiencia a nivel del hipocampo, que representa el principal centro de formación de recuerdos, las mujeres tienden a memorizar experiencias emocionales más que los hombres.

Además, las mujeres retienen la información sensorial durante más tiempo. Esta característica ha sido puesta en duda en algunos estudios para justificar, al menos en parte, la mayor susceptibilidad femenina a patologías de tipo depresivo. Un estudio publicado en 2014 en la prestigiosa revista *Proceedings of the National Academy of Sciences* por grupos de investigación de la Universidad de Pensilvania y del Hospital Infantil de Filadelfia, realizado en 949 niños y jóvenes de entre 8 y 22 años, demostró la existencia de diferencias fundamentales de género en el cerebro humano.

Las conexiones cerebrales se investigaron mediante una resonancia magnética especial, que utiliza *diffusion tensor imaging* (DTI), una herramienta que permite obtener imágenes tridimensionales a partir del análisis del movimiento de las moléculas de agua en los tejidos cerebrales.

Los neurocientíficos estadounidenses han demostrado que el cerebro masculino tiene conexiones intrahemisféricas predominantes, es decir, las conexiones entre las células nerviosas van y vienen a lo largo del mismo hemisferio, mientras que el cerebro femenino muestra altas conexiones interhemisféricas, en el sentido de que las neuronas del cerebro izquierdo, la sede del pensamiento lógico, también establecen relaciones con las del hemisferio derecho, el área de la intuición.

Estas diferencias, que aparecen evidentes ya durante la adolescencia y la juventud, sugieren que el cerebro masculino está estructurado de tal manera que favorece la conexión entre percepción y acción coordinada, mientras que la mayor conectividad entre los dos hemisferios en las mujeres tendería a facilitar la relación entre el procesamiento de la información a nivel analítico y el análisis intuitivo.

¿Será esto una confirmación del cliché según el cual las mujeres, al tener una capacidad innata para descifrar el lenguaje verbal y no verbal, son mejores que los hombres a la hora de gestionar las relaciones humanas y reconocer los matices emocionales? Y, de todos modos, ¿cuál es el peso de la biología y los genes y cuál el del medio ambiente, la educación y la cultura?

## El peso de la evolución y la cultura

Algunos autores han planteado la hipótesis de que existen razones evolutivas detrás de las diferencias de género en la estructura y funciones del cerebro. Según el psicólogo cognitivo David Geary, profesor de la Universidad de Missouri, en la Antigüedad cada sexo tenía un papel bien definido, lo que ayudaba a asegurar la supervivencia de la especie. Los cavernícolas se dedicaban a la caza, mientras las mujeres recogían alimentos cerca de las casas y cuidaban a los niños.

Por lo tanto, es posible que las áreas del cerebro se hayan refinado para permitir que cada tarea se realice de la mejor manera. En términos evolutivos, el desarrollo de un sentido de orientación puede haber permitido a los hombres optimizar su papel como cazadores, mientras que el surgimiento en las mujeres de una preferencia por puntos de referencia y relaciones sociales puede haberles permitido cumplir mejor la tarea de recolectar alimentos y organizar el grupo familiar.

Esta teoría, que no está respaldada por suficiente evidencia científica, choca con otras visiones, que hacen que el comportamiento de hombres y mujeres a lo largo de la historia dependa más de la educación que de los genes.

Además, se han formulado numerosas críticas al trabajo estadounidense realizado con adolescentes. El principal, a nivel puramente metodológico, subrayaba cómo el mapa cerebral elaborado había omitido la gran mayoría de conexiones que no diferían entre los participantes del estudio, ni había tenido en cuenta la maduración relacionada con la pubertad.

En su libro *El género y nuestros cerebros*, Gina Rippon, profesora de la Universidad de Aston en Birmingham, subrayó cómo las conclusiones del análisis de las imágenes por resonancia magnética resaltan una diversidad que, coincidentemente, sigue el *statu quo* de los roles de género: los cerebros de las mujeres estarían estructurados para la empatía y la intuición, mientras que el masculino estaría naturalmente orientado hacia la racionalidad y la acción.

El neurocientífico escribe que el cerebro de los niños es como esponjas que se empapan en la cultura «rosa versus azul». Una de las consecuencias negativas se puede comprobar en el mundo de la ciencia y la tecnología: los estereotipos de género, en particular los relacionados con las actuaciones masculinas, supuestamente más brillantes, han inhibido efectivamente la entrada y la promoción de las mujeres en este universo profesional de alto nivel. Hoy en día, la relación entre las mujeres y la ciencia se considera un parámetro para medir la disparidad entre ambos sexos.

En la bella novela *Solar* de Ian McEwan, el protagonista, un físico ganador del Premio Nobel, en uno de sus muchos discursos públicos se encuentra respondiendo a un periodista que le pregunta por el reducido número de mujeres dedicadas a la física. Y se entrega, ante la consternación general, a conceptos similares a los que se escuchan con demasiada frecuencia en la vida real: «Desde la infancia, las niñas tendían a interesarse más por las personas, los niños por las cosas y los principios abstractos. Esta divergencia se reflejó en las disciplinas científicas que eligieron abordar respectivamente: más mujeres se interesaron por las ciencias biológicas y sociales, más hombres por la ingeniería y la física».

Pero ¿son realmente tan diferentes los cerebros de los hombres y de las mujeres? Cuando hablamos de «cerebro femenino» o «cerebro masculino», se da por sentado que las diferencias de género a nivel cerebral presentan un alto grado de dimorfismo, es decir, poca superposición entre las formas masculina y femenina, y que son internamente coherentes, es decir, que un cerebro sólo tiene características masculinas o femeninas.

De hecho, un estudio conjunto,[29] basado en resonancias magnéticas realizadas en más de 1400 cerebros huma-

---

29. El estudio conjunto es de la Universidad de Tel Aviv, del Instituto Max Planck de Cognición y Cerebro Humano y del Departamento de Psicología de Zúrich: se publicó en 2015.

nos, reveló una gran superposición en términos de distribución de las características cerebrales de hombres y mujeres. En otras palabras, los cerebros con características consistentemente masculinas o femeninas son raros.

Más bien, la mayoría de los cerebros están formados por un mosaico de características únicas, algunas más comunes en las mujeres, otras en los hombres, pero siempre compartidas, al menos hasta cierto punto.

Por lo tanto, aunque haya diferencias de género más recurrentes en la estructura cerebral, el cerebro de un individuo casi nunca cae totalmente en una de las dos categorías, la típicamente masculina o la típicamente femenina, sino que muestra una alta heterogeneidad y una amplia mezcla de características.

Al final, nuestras similitudes probablemente superen con creces nuestras diferencias. Y para cada uno de nosotros, como dice el escritor Paul Auster, «siempre hay espacio en el cerebro para otra historia, otro libro, otra película».

# BIBLIOGRAFÍA

Principales artículos científicos (en orden cronológico):

A. Fernández-Castañeda, P. Lu, A. C. Geraghty, *et al.*: «Mild Respiratory COVID Can Cause Multi-Lineage Neural Cell and Myelin Dysregulation». *Cell*, vol. 185, n.º 14, pp. 24522468, 7 julio 2022.

A. Liu, *et al.*: «Prehabilitative Resistance Exercise Reduces Neuroinflammation and Improves Mitochondrial Health in Aged Mice with Perioperative Neurocognitive Disorders». *Journal of Neuroinflammation,* vol. 19, n.º 1, artículo 150, junio 2022.

A. Zhe-Hao, J.R. Wei, D. Xiao, R. Liu, N. Xu, L. Tang, *et al.*: «Robust Adult Neurogenesis in the Primate Hippocampus». *Nature Neuroscience*, vol. 25, n.º 6, pp. 684-685, mayo 2022.

R. Haddad-Tóvolli, *et al.*: «Food Craving-Like Episodes During Pregnancy Are Mediated by Accumbal Dopaminergic Circuits». *Nature Metabolism*, vol. 4. n.º 4, pp. 424434, abril 2022.

K. Bjornevik, *et al.*: «Longitudinal Analysis Reveals High Prevalence of Epstein-Barr Virus Associated with Multiple Sclerosis». *Science*, vol. 375, n.º 6578, pp. 296-301, enero 2022.

K. B. Casaletto, C. A. Lindbergh, A. VandeBunte, J. Neuhaus, J. A. Schneider, A. S. Buchman, *et al.*: «Microglial Correlates of Late Life Physical Activity: Relationship with Synaptic and Cognitive Aging in Older Adults». *The Journal of Neuroscience*, vol. 42, n.º 2, pp. 288298, enero 2022.

Z. De Miguel, N. Khoury, M. J. Betley, B. Lehallier, D. Willoughby, N. Olsson, A *et al.*: «Exercise Plasma Boosts Memory and Dampens Brain Inflammation Via Clusterin». *Nature*, vol. 600, pp. 494-499, diciembre 2021.

K. Tóth, T. Oroszi, E. A. van der Zee, *et al.*: «Effects of Exercise Training on Behavior and Brain Function After High Dose Isoproterenol-Induced Cardiac Damage». *Nature*, vol. 11, n.º artículo 23.576, diciembre 2021.

V. Zerbi, M. Pagani, M. Markicevic, M. Matteoli, D. Pozzi, M. Fagiolini, *et al.*: «Brain Mapping Across 16 Autism Mouse Models Reveals a Spectrum of

Functional Connectivity Subtypes». *Molecular Psychiatry*, vol. 26, n.º 12, pp. 7610-7620, diciembre 2021.

F. Mirabella, G. Desiato, S. Mancinelli, G. Fossati, M. Rasile, R. Morini, *et al.*: «Prenatal Interleukin 6 Elevation Increases Glutamatergic Synapse Density and Disrupts HippoCampal Connectivity in Offspring». *Immunity*, vol. 54, n.º 11, pp. 2611-2631, noviembre 2021.

G. Scabia, G. Testa, M. Scali, S. Del Turco, G. Desiato, N. Berardi, *et al.*: «Reduced CCL11/Eotaxin Mediates the Beneficial Effects of Environmental Stimulation on the Aged Hippocampus». *Brain, Behavior, and Immunity*, vol. 98, pp. 234-244, noviembre 2021.

S. Carloni, A. Bertocchi, S. Mancinelli, M. Erreni, A. Borreca, D. Braga, *et al.*: «Identification of a Choroid Plexus Vascular Barrier Closing During Intestinal Inflammation». *Science*, vol. 374, n.º 6566, pp. 439-448, octubre 2021.

K. Dhana, *et al.*: «MIND Diet, Common Brain Pathologies, and Cognition in Community-Dwelling Older Adults». *Journal of Alzheimer's Disease*, vol. 83, n.º 2, pp. 683692, septiembre 2021.

C. Dupré, C. Helmer, B. Bongue, J. F. Dartigues, F. Roche, *et al.*: «Associations Between Physical Activity Types and Multi-Domain Cognitive Decline in Older

Adults from the Three-City Cohort». *PLOS ONE*, vol. 16, n.º 6, e0252500, junio 2021.

P. ALMEIDA-MEZA, A. STEPTOE y D. CADAR: «Markers of Cognitive Reserve and Dementia Incidence in the English Longitudinal Study of Ageing». *The British Journal of Psychiatry*, vol. 218, n.º 5, pp. 243251, mayo 2021.

M. TAQUET, *et al.*: «6-Month Neurological and Psychiatric Outcomes in 236 379 Survivors of COVID-19: A Retrospective Cohort Study Using Electronic Health Records». *The Lancet Psichiatry*, vol. 8, n.º 5, pp. 416-427, mayo 2021.

G. CONDORELLI y M. MATTEOLI: «Mind Your Heart: The Epigenetic Consequences of Heart Failure on Brain Function». *EMBO Molecular Medicine*, vol. 13, n.º 3, e13785, marzo 2021.

M. MATTEOLI y D. POZZI: «Feeling Depressed? Keep Calm, and Watch Microglia». *Immunity*, vol. 54, n.º 2, pp. 191193, febrero 2021.

Y. CHANG, I. WU y C. HSIUNG: «Reading Activity Prevents Long-Term Decline in Cognitive Function in Older People: Evidence from a 14-year Longitudinal Study». *International Psychogeriatrics*, vol. 33, n.º 1, pp. 6374, enero 2021.

K. Gurunandan, J. Arnaez-Telleria, M. Carreiras, P. M. Paz-Alonso: «Converging Evidence for Differential Specialization and Plasticity of Language Systems». *The Journal of Neuroscience*, vol. 40, n.º 50, pp. 9715-9724, diciembre 2020.

P. R. Domínguez: «New Insights into the Ontogeny of Human Vegetable Consumption: From Developmental Brain and Cognitive Changes to Behavior». *Developmental Cognitive Neuroscience*, vol. 45, n.º 100.830, octubre 2020.

S. Y. Lee, *et al.*: «Cognitive Reserve, Leisure Activity, and Neuropsychological Profile in the Early Stage of Cognitive Decline». *Frontiers in Aging Neuroscience*, vol. 12, n.º 590.607, octubre 2020.

G. Fossati, M. Matteoli y E. Menna: «Astrocytic Factors Controlling Synaptogenesis: A Team Play». *Cells*, vol. 9, n.º 10, n.º 2173, septiembre 2020.

M. Losurdo, M. Pedrazzoli, C. D'Agostino, C. A. Elia, F. Massenzio, E. Lonati, *et al.*: «Intranasal Delivery of Mesenchymal Stem Cell-Derived Extracellular Vesicles Exerts Immunomodulatory and Neuroprotective Effects in a 3XTG Model of Alzheimer's Disease». *Stem Cells Translational Medicine*, vol. 9, n.º 9, pp. 1068-1084, septiembre 2020.

E. Pasciuto, O. T. Burton, C. P. Roca, V. Lagou, W. D. Rajan, T. Theys, *et al.*: «Microglia Require CD4 T

Cells to Complete the Fetal-to-Adult Transition». *Cell*, vol. 182, n.º 3, pp. 625-640, agosto 2020.

A. R. Sutin, Y. Stephan, M. Luchetti y A. Terracciano: «Loneliness and Risk of Dementia». *The Journals of Gerontology*, vol. 75, n.º 7, pp. 1414-1422, agosto 2020.

Y. Stern, *et al.*: «Effect of Aerobic Exercise on Cognition in Younger Adults». *Neurology*, vol. 92, n.º 9, pp. e905-e916, julio 2020.

C. Lawa, *et al.*: «Physical Exercise Attenuates Cognitive Decline and Reduces Behavioural Problems in People with Mild Cognitive Impairment and Dementia: a Systematic Review». *Journal of Physiotherapy*, vol. 66, n.º 1, pp. 9-18, enero 2020.

R. Adan, *et al.*: «Nutritional Psychiatry: Towards Improving Mental Health by What You Eat». *European Neuropsychopharmacology*, vol. 29, n.º 12, pp. 1321-1332, diciembre 2019.

C. Greene, H. Lee y S. Thuret: «In the Long Run: Physical Activity in Early Life and Cognitive Aging». *Frontiers in Neuroscience*, vol. 13, n.º artículo 884, agosto 2019.

H. Brooker, *et al.*: «The Relationship Between the Frequency of Number-Puzzle Use and Baseline Cognitive Function in a Large Online Sample of Adults Aged 50 and Over». *International Journal of Geriatric Psychiatry*, vol. 34, n.º 7, pp. 921-931, julio 2019.

J. Won, *et al.*: «Semantic Memory Activation After Acute Exercise in Healthy Older Adults». *Journal of the International Neuropsychological Society*, vol. 25, n.º 6, pp. 557-568, julio 2019.

G. Bubbico, *et al.*: «Effects of Second Language Learning on the Plastic Aging Brain: Functional Connectivity, Cognitive Decline, and Reorganization». *Frontiers in Neuroscience*, vol. 13, n.º 423, mayo 2019.

I. Lee, *et al.*: «Association of Step Volume and Intensity with All-Cause Mortality in Older Women». *Jama Internal Medicine,* vol. 179, n.º 8, pp. 1105-1112, mayo 2019.

D. Fancourt y U. Tymoszuk: «Cultural Engagement and Incident Depression in Older Adults: Evidence from the English Longitudinal Study of Ageing». *The British Journal of Psychiatry*, vol. 214, n.º 4, pp. 225-229, abril 2019.

G. Zheng, P. Qiu, R. Xia, H. Lin, B. Ye, J. Tao y L. Chen: «Effect of Aerobic Exercise on Inflammatory Markers in Healthy Middle-Aged and Older Adults: A Systematic Review and Meta-Analysis of Randomized Controlled Trials». *Frontiers in Aging Neuroscience*, vol. 11, n.º 98, abril 2019.

G. M. Khandaker, V. Zuber, J. M. B. Rees, *et al.*: «Shared Mechanisms Between Coronary Heart Disease and Depression: Findings from a Large UK General Population-Based Cohort». *Molecular Psychiatry*, vol. 25, pp. 1477-1486, marzo 2019.

E. P. Moreno-Jiménez, M. Flor-García, J. Terreros-Roncal, *et al.*: «Adult Hippocampal Neurogenesis Is Abundant in Neurologically Healthy Subjects and Drops Sharply in Patients with Alzheimer's Disease». *Nature Medicine*, vol. 25, pp. 554-560, marzo 2019.

P. James, *et al.*: «Optimism and Healthy Aging in Women». *American Journal of Preventive Medicine*, vol. 56, n.º 1, pp. 116-124, enero 2019.

M. Ardelt, K. R. Gerlach y G. E. Vaillant: «Early and Midlife Predictors of Wisdom and Subjective Well-Being in Old Age». *The Journals of Gerontology: Series B*, vol. 73, n.º 8, pp. 1514-1525, noviembre 2018.

D. Pozzi y M. Matteoli: «The Hypothalamic-LC-PFC Axis: a New "Ace" in the Brain for Fast-Behavioral Stress Response». *The EMBO Journal*, vol. 37, n.º 21, e100702, noviembre 2018.

D. Fancourt y A. Steptoe: «Cultural Engagement Predicts Changes in Cognitive Function in Older Adults Over a 10-Year Period: Findings from the English Longitudinal Study of Ageing». *Scientific Reports*, vol. 8, n.º 10226, julio 2018.

G. Kempermann, *et al.*: «Human Adult Neurogenesis: Evidence and Remaining Questions». *Cell Stem Cell*, vol. 23, n.º 1, pp. 25-30, julio 2018.

A. T. C. Lee, M. Richards, W. C. Chan, H. F. K. Chiu, R. S. Y. Lee y L. C. W. Lam: «Association of Daily Intellectual Activities with Lower Risk of Incident Dementia Among Older Chinese Adults». *Jama Psychiatry*, vol. 75, n.º 7, pp. 697-703, julio 2018.

V. Berti, M. Walters, J. Sterling, *et al.*: «Mediterranean Diet and 3-Year Alzheimer Brain Biomarker Changes in Middle-Aged Adults». *Neurology*, vol. 90, n.º 20, pp. 1789-1798, mayo 2018.

J. N. Cobley, M. L. Fiorello y D. M. Bailey: «13 Reasons Why the Brain Is Susceptible to Oxidative Stress». *Redox Biology*, vol. 15, pp. 490-503, mayo 2018.

F. Filippello, *et al.*: «The Microglial Innate Immune Receptor TREM2 Is Required for Synapse Elimination and Normal Brain Connectivity». *Immunity*, vol. 48, n.º 5, pp. 979-991, mayo 2018.

I. Corradini, E. Focchi, M. Rasile, R. Morini, G. Desiato, R. Tomasoni, *et al.*: «Maternal Immune Activation Delays Excitatory-to-Inhibitory Gamma-Aminobutyric Acid Switch in Offspring». *Biological Psychiatry*, vol. 83, n.º 8, pp. 680-691, abril 2018.

D. Pozzi, E. Menna, A. Canzi, G. Desiato, C. Mantovani, y M. Matteoli: «The Communication Between the Immune and Nervous Systems: The Role of IL-1β in Synaptopathies». *Frontiers in Molecular Neuroscience*, vol. 11, n.º 111, abril 2018.

S. F. Sorrells, M. F. Paredes, A. Cebrian-Silla, K. Sandoval, D. Qi, K. W. Kelley, *et al.*: «Human Hippocampal Neurogenesis Drops Sharply in Children to Undetectable Levels in Adults». *Nature*, vol. 555, pp. 377-381, marzo 2018.

A. M. Berendsen, J. H. Kang, E. J. M. Feskens, C. P. G. M. de Groot, F. Grodstein y O. van de Rest: «Association of Long-Term Adherence to the MIND Diet with Cognitive Function and Cognitive Decline in American Women». *The Journal of Nutrition, Health & Aging*, vol. 22, n.º 2, pp. 222-229, febrero 2018.

S. Mohri, H. Takahashi, M. Sakai, S. Takahashi, N. Waki, K. Aizawa, *et al.*: «Wide-Range Screening of Anti-Inflammatory Compounds in Tomato Using LC-MS and Elucidating the Mechanism of Their Functions». *PLOS ONE*, vol. 13, n.º 1, e0191203, enero 2018.

M. C. Morris, Y. Wang, L. L. Barnes, D. A. Bennett, B. Dawson-Hughes y S. L. Booth: «Nutrients and Bioactives in Green Leafy Vegetables and Cognitive Decline». *Neurology*, vol. 90, n.º 3, pp. e214-e222, enero 2018.

G. Netea, J. L. Schultze, E. Latz, *et al*.: «Western Tiet triggers NLRP3-Dependent Innate Immune Reprograming», *Cell*, vol. 172, n.º 1-2, pp. 162-175, enero 2018.

Y. Ruan, *et al*.: «Dietary Fat Intake and Risk of Alzheimer's Disease and Dementia: A Meta-Analysis of Cohort Studies». *Current Alzheimer Research*, vol. 15, n.º 9, pp. 869-876, enero 2018.

M. E. Kelly, *et al*.: «The Impact of Social Activities, Social Networks, Social Support and Social Relationships on the Cognitive Functioning of Healthy Older Adults: a Systematic Review». *Systematic Reviews*, vol. 6, n.º 1, artículo 259, diciembre 2017.

S. J. Spencer, A. Korosi, S. Layé, B. Shukitt-Hale y R. M. Barrientos: «Food for Thought: How Nutrition Impacts Cognition and Emotion». *Science of Food*, vol. 1, n.º 7, diciembre 2017.

K. A. Walker, R. C. Hoogeveen, A. R. Folsom, C. M. Ballantyne, D. S. Knopman, B. G. Windham, *et al*.: «Midlife Systemic Inflammatory Markers Are Associated with Late-Life Brain Volume. The ARIC study». *Neurology*, vol. 89, n.º 22, pp. 2262-2270, noviembre 2017.

A. Bavishi, M. Slade y B. Levy: «The Survival Advantage of Reading Books». *Innovation in Aging*, vol. 1, suplemento n.º 1, p. 477, julio 2017.

D. A. Raichlen y G. E. Alexander: «Adaptive Capacity: An Evolutionary Neuroscience Model Linking Exercise, Cognition, and Brain Health». *Trends in Neurosciences*, vol. 40, n.º 7, pp. 408-421, julio 2017.

Y. Z. Liu, Y. X. Wang y C. L. Jiang: «Inflammation: The Common Pathway of Stress-Related Diseases». *Frontiers in Human Neuroscience,* vol. 11, n.º 316, junio 2017.

S. C. Wu, *et al.*: «Intestinal Microbial Dysbiosis Aggravates the Progression of Alzheimer's Disease in Drosophila». *Nature Communications*, vol. 8, n.º 1, n.º 24, junio 2017.

N. J. Donovan, *et al.*: «Loneliness, Depression and Cognitive Function in Older U.S. Adults». *International Journal of Geriatric Psychiatry*, vol. 32, n.º 5, pp. 564-573, mayo 2017.

E. Ros, *et al.*: «The PREDIMED Study». *Endocrinología, Diabetes y Nutrición*, vol. 64, n.º 2, pp. 63-66, febrero 2017.

M. Bonaccio, G. Pounis, C. Cerletti, M. B. Donati, L. Iacoviello, G. de Gaetano y MOLI-SANI Study Investigators: «Mediterranean Diet, Dietary Polyphenols and Low Grade Inflammation: Results from the MOLI-SANI Study». *British Journal of Clinical Pharmacology*, vol. 83, n.º 1, pp. 107-113, enero 2017.

F. N. Jacka: «A Randomised Controlled Trial of Dietary Improvement for Adults with Major Depression (the Smiles Trial)». *BMC Medicine*, vol. 15, n.º 23, enero 2017.

M. Luciano, *et al*.: «Mediterranean-Type Diet and Brain Structural Change from 73 to 76 Years in a Scottish Cohort». *Neurology*, vol. 88, n.º 5, pp. 449-455, enero 2017.

D. Perani, *et al*.: «The Impact of Bilingualism on Brain Reserve and Metabolic Connectivity in Alzheimer's Dementia». *Proceedings of the National Academy of Sciences*, vol. 114, n.º 7, pp. 1690-1695, enero 2017.

Train the Brain Consortium: «Randomized Trial on the Effects of a Combined Physical/Cognitive Training in Aged MCI Subjects: the Train the Brain Study». *Scientific Reports*, vol. 7, n.º 39.471, enero 2017.

D. A. Raichlen, *et al*.: «Differences in Resting State Functional Connectivity between Young Adult Endurance Athletes and Healthy Controls». *Frontiers in Human Neuroscience*, vol. 10, n.º 610, noviembre 2016.

T. Wyss-Coray: «Ageing, Neurodegeneration and Brain Rejuvenation». *Nature*, vol. 539, n.º 7628, pp. 180-186, noviembre 2016.

S. D. Petersson y E. Philippou: «Mediterranean Diet, Cognitive Function, and Dementia: A Systematic Review of the Evidence». *Advances in Nutrition*, vol. 7, n.º 5, pp. 889-904, septiembre 2016.

R. Mujcic y J. A. Oswald: «Evolution of Well-Being and Happiness After Increases in Consumption of Fruit and Vegetables». *American Journal of Public Health*, vol. 106, n.º 8, pp. 1504-1510, agosto 2016.

R. M. Ransohoff: «How Neuroinflammation Contributes to Neurodegeneration». *Science*, vol. 353, n.º 6301, pp. 777-783, agosto 2016.

C. Wald: «Social Networks: Better Together». *Nature*, vol. 531, pp. 14-15, marzo 2016.

J. V. Hindle, *et al.*: «The Effects of Cognitive Reserve and Lifestyle on Cognition and Dementia in Parkinson's Disease—a Longitudinal Cohort Study». *International Journal of Geriatric Psychiatry*, vol. 31, n.º 1, pp. 13-23, enero 2016.

S. Norman-Haignere, N. G. Kanwisher y J. H. Mc-Dermott: «Distinct Cortical Pathways for Music and Speech Revealed by Hypothesis-Free Voxel Decomposition». *Neuron*, vol. 88, n.º 6, pp. 1281-1296, diciembre 2015.

D. Perani y J. Abutalebi: «Bilingualism, Dementia, Cognitive and Neural Reserve». *Current Opinion in Neurology*, vol. 28, n.º 6, pp. 618-625, diciembre 2015.

C. THØGERSEN-NTOUMANI, *et al.*: «Changes in Work Affect in Response to Lunchtime Walking in Previously Physically Inactive Employees: A Randomized Trial». *Scandinavian Journal of Medicine & Science in Sports*, vol. 25, n.º 6, pp. 778-787, diciembre 2015.

M. C. MORRIS, C. C. TANGNEY, Y. WANG, *et al.*: «MIND Diet Associated with Reduced Incidence of Alzheimer's Disease». *Alzheimer's & Dementia*, vol. 11, n.º 9, pp. 1007-1014, septiembre 2015.

C. VILLEMURE, *et al.*: «Neuroprotective Effects of Yoga Practice: Age, Experience, and Frequency-Dependent Plasticity». *Frontiers in Human Neuroscience*, vol. 9, n.º 281, mayo 2015.

U. EKELUND, H. A. WARD, T. NORAT, J. LUAN, A. M. MAY, E. WEIDERPASS, *et al.*: «Physical Activity and All-Cause Mortality Across Levels of Overall and Abdominal Adiposity in European Men and Women: the European Prospective Investigation into Cancer and Nutrition Study (EPIC)». *The American Journal of Clinical Nutrition*, vol. 101, n.º 3, pp. 613-621, marzo 2015.

L. MARSEGLIA, *et al.*: «Oxidative Stress in Obesity: A Critical Component in Human Diseases». *International Journal of Molecular Sciences*, vol. 16, n.º 1, pp. 378-400, diciembre 2014.

C. Villemure, *et al.*: «Insular Cortex Mediates Increased Pain Tolerance in Yoga Practitioners», *Cerebral Cortex*, vol. 24, n.º 10, pp. 2732-2740, octubre 2014.

C. Franceschi y J. Campisi: «Chronic Inflammation (Inflammaging) and its Potential Contribution to Age-Associated Diseases». *The Journals of Gerontology: Series A*, vol. 69, n.º 1, pp. S4-S9, junio 2014.

D. A. Raichlen y G. E. Alexander: «Exercise, APOE Genotype, and the Evolution of the Human Lifespan». *Trends in Neurosciences*, vol. 37, n.º 5, pp. 247-255, mayo 2014.

D. Borota, E. Murray, G. Keceli, *et al.*: «Post-study Caffeine Administration Enhances Memory Consolidation in Humans». *Nature Neuroscience*, vol. 17, n.º 2, pp. 201-203, febrero 2014.

G. S. Berns, K. Blaine, M. J. Prietula y B. E. Pye: «Short-and Long-Term Effects of a Novel on Connectivity in the Brain». *Brain Connectivity*, vol. 3, n.º 6, pp. 590-600, diciembre 2013.

I. Prada, R. Furlan, M. Matteoli y C. Verderio: «Classical and Unconventional Pathways of Vesicular Release in Microglia». *Glia*, vol. 61, n.º 7, pp. 1003-1017, julio 2013.

N. Tasdemir y S. W. Lowe: «Senescent Cells Spread the Word: Non-Cell Autonomous Propagation of Cellular

Senescence». *The EMBO Journal*, vol. 32, n.º 14, pp. 1975-1976, julio 2013.

R. S. WILSON, P. A. BOYLE, L. YU, L. L. BARNES, J. A. SCHNEIDER y D. A. BENNETT: «Life-Span Cognitive Activity, Neuropathologic Burden, and Cognitive Aging». *Neurology*, vol. 81, n.º 4, pp. 314-321, julio 2013.

J. ACOSTA, A. BANITO, T. WUESTEFELD, *et al.*: «A Complex Secretory Program Orchestrated by the Inflammasome Controls Paracrine Senescence». *Nature Cell Biology*, vol. 15, n.º 8, pp. 978-990, junio 2013.

E. CEVENINI, D. MONTI y C. FRANCESCHI: «Inflammageing». *Current Opinion in Clinical Nutrition & Metabolic Care*, vol. 16, n.º 1, pp. 14-20, enero 2013.

E. E. DEVORE, J. H. KANG, M. M. BRETELER y F. GRODSTEIN: «Dietary Intakes of Berries and Flavonoids in Relation to Cognitive Decline». *Annals of Neurology*, vol. 72, n.º 1, pp. 135-143, julio 2012.

Y. GU, *et al.*: «Nutrient Intake and Plasma β-Amyloid». *Neurology*, vol. 78, n.º 23, pp. 1832-1840, junio 2012.

O. J. AHMED y M. R. MEHTA: «Running Speed Alters the Frequency of Hippocampal Gamma Oscillations». *The Journal of Neuroscience*, vol. 32, n.º 21, pp. 7373-7383, mayo 2012.

M. Fotuhi, D. Do y C. Jack: «Modifiable Factors that Alter the Size of the Hippocampus with Ageing». *Nature Reviews Neurology*, vol. 8, n.º 4, pp. 189-202, marzo 2012.

A. M. Robinson y D. J Bucci: «Maternal Exercise and Cognitive Functions of the Offspring». *Cognitive Sciences*, vol. 7, n.º 2, pp. 187-205, 2012.

E. C. Hanlon y E. Van Cauter: «Quantification of Sleep Behavior and of its Impact on the Cross-Talk Between the Brain and Peripheral Metabolism». *Proceedings of the National Academy of Sciences*, vol. 108, suplemento n.º 3, pp. 15609-15616, agosto 2011.

A. Mantovani, M. A. Cassatella, C. Costantini y S. Jaillon: «Neutrophils in the Activation and Regulation of Innate and Adaptive Immunity». *Nature Reviews Immunology*, vol. 11, n.º 8, pp. 519-531, julio 2011.

R. C. Petersen: «Clinical Practice. Mild Cognitive Impairment». *The New England Journal of Medicine*, vol. 364, n.º 23, pp. 2227-2234, junio 2011.

K. A. De Cocker, I. M. De Bourdeaudhuij, W. J. Brown y G. M. Cardon: «Four-Year Follow-up of the Community Intervention 10 000 Steps Ghent». *Health Education Research*, vol. 26, n.º 2, pp. 372-380, abril 2011.

A. Sánchez-Villegas, M. Delgado-Rodríguez, A. Alonso, *et al.*: «Association of the Mediterranean Dietary Pattern with the Incidence of Depression: The Seguimiento Universidad de Navarra/University of Navarra Follow-up (SUN) Cohort», en *Archives of General Psychiatry*, vol. 66, n.º 10, pp. 1090-1098, octubre 2009.

K. I. Erickson y A. F. Kramer: «Aerobic Exercise Effects on Cognitive and Neural Plasticity in Older Adults». *British Journal of Sports Medicine*, vol. 43, n.º 1, pp. 22-24, enero 2009.

L. Gagnon, I. Peretz y T. Fülöp: «Musical Structural Determinants of Emotional Judgments in Dementia of the Alzheimer Yype». *Neuropsychology*, vol. 23, n.º 1, pp. 90-97, enero 2009.

T. Lange, B. Perras, H. L. Fehm y J. Born: «Sleep Enhances the Human Antibody Response to Hepatitis A Vaccination». *Psychosomatic Medicine*, vol. 65, n.º 5, pp. 831-835, septiembre 2003.

F. Balkwill y A. Mantovani: «Inflammation and Cancer: Back to Virchow?». *The Lancet*, vol. 357, n.º 9255, pp. 539-545, febrero 2001.

C. A. Everson, B. M. Bergmann y A. Rechtschaffen: «Sleep Deprivation in the Rat: III. Total Sleep Deprivation». *Sleep*, vol. 12, n.º 1, pp. 13-21, febrero 1989.

# ÍNDICE